宫内节育器三维超声图谱

Atlas of 3D Ultrasound Images of Intrauterine Contraceptive Devices

名誉主编 毓 星

主　　编 徐金锋

副主编 林 琪 焦 阳

编者（以姓氏笔画为序）

甘晗靖　深圳市人民医院（暨南大学附属第二临床医学院）

李　伟　宫内节育器博物馆（烟台计生药械有限公司）

张玉娟　深圳市人民医院（暨南大学附属第二临床医学院）

林　琪　深圳市人民医院（暨南大学附属第二临床医学院）

徐金锋　深圳市人民医院（暨南大学附属第二临床医学院）

焦　阳　深圳市人民医院（暨南大学附属第二临床医学院）

毓　星　国家卫生和计划生育委员会药具管理中心

人民卫生出版社

图书在版编目（CIP）数据

宫内节育器三维超声图谱/徐金锋主编．—北京：人民卫生出版社，2018

ISBN 978-7-117-26208-8

Ⅰ. ①宫⋯　Ⅱ. ①徐⋯　Ⅲ. ①避孕器－超声波诊断－图谱　Ⅳ. ①R710.4-64

中国版本图书馆 CIP 数据核字（2018）第 058544 号

人卫智网	www.ipmph.com	医学教育、学术、考试、健康， 购书智慧智能综合服务平台
人卫官网	www.pmph.com	人卫官方资讯发布平台

宫内节育器三维超声图谱

主　　编：徐金锋
出版发行：人民卫生出版社（中继线 010-59780011）
地　　址：北京市朝阳区潘家园南里 19 号
邮　　编：100021
E - mail：pmph @ pmph.com
购书热线：010-59787592　010-59787584　010-65264830
印　　刷：北京铭成印刷有限公司
经　　销：新华书店
开　　本：710×1000　1/16　印张：8
字　　数：119 千字
版　　次：2018 年 4 月第 1 版　2019 年 6 月第 1 版第 2 次印刷
标准书号：ISBN 978-7-117-26208-8/R · 26209
定　　价：59.00 元

打击盗版举报电话：010-59787491　E-mail：WQ @ pmph.com
（凡属印装质量问题请与本社市场营销中心联系退换）

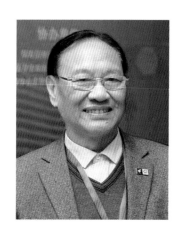

国家卫生健康委员会药具管理中心退休医学专家,长期从事宫内节育器管理研究。曾任科技部科技项目专员、中国超声医学工程学会计划生育专业委员会主任委员。现任国家卫生健康委员会能力建设和继续教育中心超声专家委员会副主任委员。主编《计划生育超声诊断学》等。先后获国家计生委科技进步二等奖一次,四川省科技进步三等奖一次。

主编简介

徐金锋

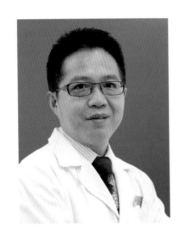

教授,主任医师,现任深圳市人民医院超声科主任、暨南大学第二临床医学院教授,博士生及博士后导师。

从事超声医学工作30年,任中华医学会超声医学分会腹部学组副组长,中国超声医学工程学会理事,中国超声医学工程学会浅表器官及外周血管超声专业委员会副主委。获省级科研成果三等奖及教育部科学技术进步奖推广类二等奖一次,在国家级杂志上发表论文50余篇;在SCI收录的期刊发表论文10篇。主编专业书籍2部,参编专业书籍1部。《中国超声医学杂志》《中华医学超声杂志》及《中华临床医师杂志电子版》编委。

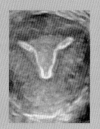
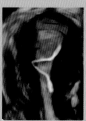
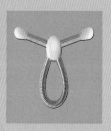

序 一

　　超声诊断技术日新月异，各个领域的超声书籍种类繁多，犹如浩瀚星空，但迄今为止国内尚缺乏有关节育器超声图谱方面的书籍。目前，宫内节育器作为一种安全、高效、经济、可逆的长效避孕方法，是我国育龄妇女首选的节育方式。如何评价节育器的类型，了解其在宫内的位置、形态，判断有无移位、嵌顿或宫内节育器有无合并其他子宫疾患等，仍是临床妇产科医生的迫切需求。超声对于宫内节育器的评价有重要意义，有助于指导临床治疗方案的选择，是目前最准确可靠的一种手段。

　　另外，由于常规二维超声观察评价宫内节育器较为有限，各种类型节育器二维图像表现类似，仅能显示节育器的点状、线状强回声，常无法判断节育器的具体种类、形状，无法准确判断有无节育器的异常。某些特殊节育器的固定方式不同，取出时也不同于其他常用宫内节育器，因此如果取出术前超声检查能提示节育器种类，就会对临床操作医生更有裨益。

本书不仅介绍了各类节育器的正常及异常二维超声表现,更融入三维超声技术,利用三维超声多平面成像模式显示子宫冠状切面的优势,清晰地显示节育器在宫内的具体形状、位置,判断节育器的类型,直观显示有无节育器的下移,有无节育器的嵌顿,尤其能精确显示嵌顿节育器与肌层的关系,为临床手术方式的选择提供帮助。另外三维超声对于节育器的横置、倒置、偏转等异常能提供最直接的诊断依据,对于一些新型带药物的节育器,有些表面覆盖硅胶膜,因为硅胶能将超声波完全吸收,无反射波,所以二维超声时环体本身显示不清,三维超声则可通过节育器的声影图像,完美展示节育器的形态及位置,为节育器异常的精确诊断提供了可能。本书注重通过典型病例超声图谱的形式,并配有相应的示意图和简明的文字说明,更便于读者快速的理解和掌握本书的内容。

本书由深圳市人民医院超声科徐金锋教授及其团队积多年实践经验编纂而成。内容新颖,实用性强,填补了国内节育器超声书籍的空白,是各级妇产超声医生及临床妇产医生的重要参考书及工具书,希望该书的出版能对节育器超声的进一步发展,发挥更大的作用。

张青萍

中国超声医学工程学会副会长

中国声学学会生物医学超声工程分会副主任委员

中华医学会超声医学分会委员

二〇一八年四月

于武汉

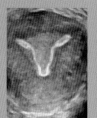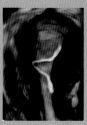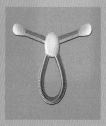

序 二

　　宫内节育器是中国育龄妇女使用最多的避孕节育措施。超声对于宫内节育器放置、放置后监测以及取出都是必不可少的首选检查项目。从20世纪70年代的一维显示的A超、80年代的二维显示的B超、21世纪初的三维显示的容积显像超声以及近年应用的实时三维成像(4D)的超声设备，宫内节育器超声显像已经达到了前所未有的水平。实时三维不仅能够显示宫内节育器纵切面、横切面，还能够显示冠状切面，而且提供了节育器在宫腔内的空间位置，这对临床医生判断节育器能否正常发挥避孕效果，是否有下移、嵌顿、穿孔等异常具有准确直观的诊断依据。因此，超声已成为宫内节育器首选的影像检查方法。

　　以徐金锋主任为首的深圳市人民医院超声科妇产学组，长期关注宫内节育器超声科学研究和临床应用。特别在实时三维超声宫内节育器研究方面，在国内外都处于领先水平。本书的编撰出版凝聚了各位参编专家多年心血和影像精华，为国内外超声医生及妇产科医生提供了一本不可多得的专业教科书,相信会受到专业人士和育龄妇女的普遍欢迎。

中国超声医学工程学会计划生育专业委员会主任委员

二〇一八年四月

于北京

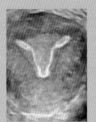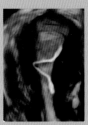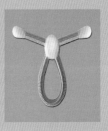

前　言

　　宫内节育器作为一种安全、高效、经济、可逆的长效避孕方法，是我国育龄妇女首选的节育方式。超声对于宫内节育器的评价有重要意义，各级妇产超声医生及临床妇产医生都需要一本详细介绍节育器的参考书及工具书，但迄今为止国内尚缺乏有关节育器超声图谱方面的书籍。深圳市人民医院超声科已发展为全国规模最大的超声科之一，2011年被评为深圳市超声专业唯——家超声医学重点学科；2013年获得广东省医学影像重点学科，2005年起用于妇科超声检查的高档彩超已配备三维腔内探头，较早开展应用腔内三维超声多平面成像模式显示子宫冠状切面的优势，清晰地显示节育器在宫内的具体形状、位置，判断节育器的类型，直观显示有无节育器的下移、嵌顿，尤其能精确显示嵌顿节育器与肌层的关系，为临床手术方式的选择提供帮助。毓星教授曾担任国家计生委超声专家组专家，多年来一直致力推动超声技术服务于广大中国妇女生殖健康的工作，对节育器的超声评价尤为重视。在他的倡导下，我们将多年来对正常及异常宫内节育器的病例加以收集编撰,在繁重的日常工作之余,花了大量精力进行编写,本书才能最终出版。

本书共分为九章,第一章从正常的子宫解剖入手,第二章阐述宫内节育器的发展史及分类;第三章为仪器调节和操作规范,特别介绍了如何采集三维容积数据以及图像重建的调节;第四章宫内节育器放置的适应证及禁忌证;第五章讲述了如何对宫内节育器进行超声评价;第六章、第七章为正常和异常宫内节育器的二维及三维超声表现,详细介绍了各种正常节育器二维及三维的超声声像图表现及各种节育器异常的超声评价;第八章为宫内节育器合并妊娠及其他疾患;第九章为图像精美的各种类型节育器实物图。本书注重通过典型病例超声图谱的形式,并配有相应的示意图和简明的文字说明,更便于读者快速的理解和掌握。

在此书完成之际,首先感谢毓星主任的独到眼光及热心帮助,感谢烟台计生药械有限公司提供的精美节育器实物图,感谢所有参编人员的辛勤工作,感谢张红艳女士为本书精心绘制插图。由于时间仓促,不足之处在所难免,敬请各位同道及广大读者不吝批评指正。

本书出版之际,恳切希望广大读者在阅读过程中不吝赐教,欢迎发送邮件至邮箱 renweifuer@pmph.com,或扫描封底二维码,关注"人卫妇产科学",对我们的工作予以批评指正,以期再版修订时进一步完善,更好地为大家服务。

徐金锋

二〇一八年四月

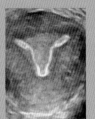
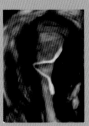
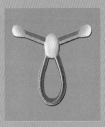

目　录

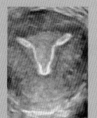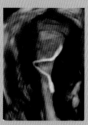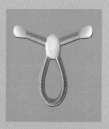

第一章

子宫解剖

子宫位于骨盆腔中央、膀胱与直肠之间,呈倒置的梨形,为壁厚有腔的肌性器官。其大小和形态随年龄或生育情况而变化,成人的子宫重约50g,长约7~8cm,宽4~5cm,厚2~3cm;宫腔的容积约5ml(图1-1)。

子宫上部较宽,称子宫体,其上端输卵管子宫口以上隆突部分,称子宫底,宫底两侧为子宫角,与输卵管相通。子宫的下部较窄呈圆柱状,称子宫颈,子宫体与子宫颈的比例婴儿期为1:2,成年妇女为2:1,老年期为1:1。宫腔为上宽下窄的倒三角形,底部两侧通输卵管,尖端朝下通宫颈管。宫颈内腔呈梭形为宫颈管,成年妇女宫颈管长约3cm。子宫体与子宫颈之间最狭窄的部分称子宫峡部,子宫峡部的上端因解剖上较狭窄,称为解剖学内口;下端因黏膜组织在此处由宫腔内膜转变为宫颈黏膜称为组织学内口。子宫峡部在非孕期长约1cm,妊娠期子宫峡部逐渐伸展变长,妊娠末期可达7~10cm,形成子宫下段。宫颈管下端称为宫颈外口,开口于阴道,宫颈以阴道为界分为上下两部,上部称为宫颈阴道上部,占宫颈的2/3;下部伸入阴道内的部分称宫颈阴道部,占宫颈的1/3。未产妇的子宫颈外口呈圆形;已产妇的子宫颈外口受分娩的影响呈大小不等的横裂口,并将

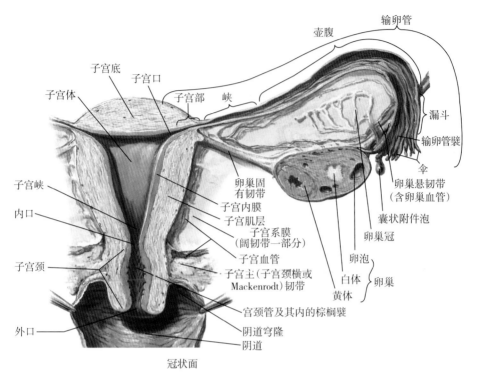

图 1-1 子宫的解剖

子宫颈分成前后两唇。阴道位于骨盆下部的中央,上宽下窄,其壁由黏膜、肌层和纤维层构成,分为前壁和后壁,阴道前壁长 7~9cm,与膀胱、尿道相邻;阴道后壁长 10~12cm,与直肠贴近。阴道上端环绕子宫颈周围的圆周状隐窝称阴道穹隆,分为前、后、左、右 4 个部分,后穹隆最深,其顶端与子宫直肠陷凹紧邻。

子宫体壁由外向内分为浆膜层、肌层和内膜层,外层浆膜层最薄,覆盖在子宫底及子宫前后面的脏腹膜,与肌层紧贴。中层为子宫肌层,是子宫壁最厚的一层,非孕时厚约 0.8cm,肌层由平滑肌束及弹性纤维组成,分为 3 层:外层肌纤维纵行排列,内层肌纤维环行排列,中层肌纤维交叉排列。肌层中含血管,子宫收缩时可以压迫贯穿肌纤维间质血管起到止血作用。子宫内层为子宫内膜,即黏膜层,它分为功能层(包括致密层与海绵层)和基底层两部分,内膜表面 2/3 为功能层,从青春期开始,功能层受卵巢性激素影响,发生周期性变化。内膜基底层为靠近子宫肌层的 1/3 内膜,不受卵巢性激素影响。

子宫内膜周期性变化分为三期:月经期(第 1~4 天)、增生期(第 5~14 天)、分泌期(第 15~28 天)。

子宫是活动度较大的器官,借助于 4 对韧带以及骨盆底肌肉和筋膜的支托作用,来维持正常的位置。

1. 圆韧带 呈圆索状起于两侧子宫角的前面,向前方伸展达两侧骨盆侧壁,经腹股沟管止于大阴唇前端,有维持子宫前倾位的作用。

2. 阔韧带 为一对翼形的腹膜皱襞,由子宫侧缘向两侧延伸至骨盆壁,限制子宫向两侧倾斜,维持子宫在盆腔的正中位置。子宫动、静脉和输尿管均从阔韧带基底部穿过。

3. 主韧带 又称子宫颈横韧带,横行于子宫颈两侧和骨盆侧壁之间,为一对坚韧的平滑肌与结缔组织纤维束,是固定子宫颈正常位置的重要结构。

4. 宫骶韧带 起自于宫体宫颈交界处后上侧方,向两侧绕过直肠达第 2、3 骶椎前面的筋膜,韧带由平滑肌和结缔组织组成,将宫颈向后上牵引,保持子宫于前倾的位置。临床上根据宫体与宫颈的弯曲度将子宫分为前倾位、水平位和后倾位。

子宫的血供主要来源于子宫动脉,部分来自于卵巢动脉。子宫动脉为髂内动脉前干分支,沿骨盆侧壁前内下行,经子宫阔韧带基部,到子宫颈内口水平外侧 2cm 处,横跨输尿管至子宫侧缘分为上、下两支,上支较粗,在阔韧带两层间沿宫体侧缘迂曲上行,达子宫角,转折向外,行于输卵管下方,最终达卵巢前缘并与卵巢动脉吻合。上支沿路发出弓形动脉围绕子宫两侧并向内延伸,再分支进入子宫肌层纤维内,为放射动脉,最后发出分支垂直进入子宫内膜,为螺旋动脉。下支较细,分布于宫颈及阴道上段。

(林 琪 徐金锋)

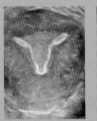
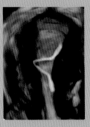
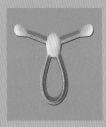

第二章

宫内节育器的发展史及分类

第一节　宫内节育器的发展史

一、宫内节育器简介

宫内节育器(intrauterine device,IUD)是一种安全、简便、深受广大妇女喜爱的避孕方法,我国有 40% 妇女使用宫内节育器,然而,迄今为止,可以说任何避孕措施都尚未达到尽善尽美的地步。宫内节育器也不例外,它确实比较安全、有效,但也有可能失败。也有可能引起出血、腰酸、腹坠、感染,甚至发生移位、变形、嵌顿或带环妊娠。宫内节育器的避孕原理主要是通过引起子宫内无菌性炎症等作用达到避孕的目的[1]。

这种方法的优点是长效安全,一经放入可连续使用 5 年以上,可逆性强,取出节育器后又能立即恢复生育能力;对性生活无影响,不影响哺乳。这种方法特别适宜已生一孩的妇女。已做过人工流产的妇女也可选用此方法。

二、宫内节育器的历史

古代阿拉伯和土耳其驼夫将卵石放入雌骆驼子宫内,以防止雌骆驼在沙漠途中受孕。在 11 世纪中期,以色列科学家 Avicenna 报道了避孕托的应用。19 世纪后期,金属制成的避孕托也可起到防止妊娠的作用。实际上这些装置并未进入宫腔,不是真正的功能节育器。第一个现代意义的人类 IUD 是 1909 年由波兰 Richard Richter 发明的蚕肠丝环形避孕环,用带缺口的棒送入宫腔。20 世纪 60 年代以来,随着子宫动力学、材料科学等的发展,IUD 已从第一代单一质地(如惰性金属质地、纯塑料质地等)发展到第二代铜塑混合、第三代惰性和(或)活性物质与药物混合等不同类型。

三、宫内节育器的原理

宫内节育器的种类很多,目前国内外常使用的不少于 30~40 种。国内根据其生成的年代、作用、内含物的不同,又分成三代产品。

第一代 IUD 即惰性宫内节育器,是用惰性材料制成的,如不锈钢、塑料尼龙类和硅橡胶等。其理化性能稳定,本身不释放任何活性物质,如金属单环、麻花环、混合环、节育花、宫形环、太田环、蛇形节育器等。

其避孕原理是:造成子宫的无菌性炎症,当有胚胎欲在子宫内着床时,使胚胎无法在子宫内正常着床受孕,不抑制排卵,不影响女性内分泌系统,从而达到避孕的目的。由于惰性节育器的避孕效果较差,国内外已渐趋淘汰,而以活性节育器取代之。

第二代 IUD 即带铜宫内节育器,是目前使用最广泛的一类活性宫内育器。

其避孕原理是:利用铜对精子或受精卵的杀伤作用来增强避孕效果。如:TCu220,TCu380,多载铜 250 等。

第三代 IUD 即释放孕激素的宫内节育器。

其避孕原理是:将载于宫内节育器的孕激素缓慢恒定地释放到子宫腔内,提高了避孕效果,并可明显减少出血,具有一定的临床治疗作用。如:曼月乐(Mirena),元宫形 Cu365。

在现实运用中,第一代、第二代、第三代 IUD 之间相互交错,并无严格界线。如,新型圆环就是在第一代不锈钢单环基础上改良,在不锈钢螺旋里填埋缓释药物,成为第一代与第三代 IUD 的混合。

四、 国内常用的节育器

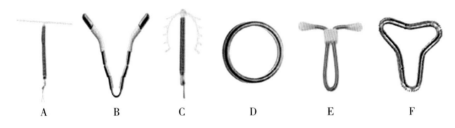

图 2-1　国内常用的宫内节育器

1. 带铜 T 形节育器(图 2-1A)　以 T 形塑料支架为主,按带铜面积(mm^2)不同,分 TCu200、TCu220、TCu380 等多种类型。带铜节育器的优点为适应宫腔形态,不易脱落,放取较易;缺点是子宫出血发生率稍高,T 形横臂可能刺入子宫壁。为此国内将两端做成圆珠形,其有效率高于不锈钢圆环,放置年限为 8 年左右,目前两种节育器同时存在,随心选择。

2. 硅橡胶带钢 V 形节育器(图 2-1B)　由不锈钢丝作支架,外套硅橡胶管,管外套有面积 200mm^2 的铜丝,平均分为 4 段,分别绕于节育器的横臂及斜臂上,节育器外形为 V 形,横臂于中央部断开,由中心相连接(横臂可有 0.5cm 伸缩性),按横臂可分为 24、26、28 三种规格。此种节育器的优点为形态与子宫腔相符,且铜丝均匀分布于子宫腔的着床区域,可增强避孕效果,效果较好,但点滴或不规则出血稍多,可放置 5~8 年。

3. 多负荷含铜节育器(母体乐)(图 2-1C)　自荷兰引进,我国已有合资生产。此种节育器,用聚乙烯做成支架,两侧弧形侧臂的外侧有 5 个小齿,纵臂上绕有铜丝,铜面积有 250mm^2 及 375mm^2 两种,按大小及纵臂长短分为大、中、小号。它放置方法简便,易于随访和取出,临床效果较好,预期可放置 8 年。

4. 活性金单环 165 和带铜高支撑力环(图 2-1D)　这两种环的外形和金属单环相似,均由此发展而来。它以较粗不锈钢为材料,支撑力达 165g 左右。在不锈钢丝螺旋腔内间隔插入 2 段铜丝簧和 2 段消炎痛的硅橡胶条者为活性金单环 165;仅加入铜丝簧者为带钢高支撑力环。铜面积均为 200mm^2,环分 20、21、22 号三种。此环放、取技术与金单环相似,但因环的不锈钢丝较粗,不易变形脱落,又有铜丝簧为活性物质,带有消炎痛可减轻其副作用,故临床效果较好,预期可放置达 10 年以上。

5. 活性 γ 形节育器(**图 2-1E**)　是最新研制成功的新型节育器,以不锈钢为基本材料、带有铜和消炎痛。其结构分为 3 层,内层为不锈钢丝支架,呈 γ 形;支架上绕有铜丝,表面积为 300mm^2,为中层;最外层套有不锈钢丝螺旋簧。于横管两端及纵臂上端咬合带消炎痛的硅橡胶珠。此种节育器有 24、26、28 三种型号,临床效果好,出血副作用少,预期可长期放置达 10 年以上。

6. 元宫形 Cu365 IUD(**图 2-1F**)　以进口 1Cr18Ni9Ti 不锈钢丝弹簧和医用硅橡胶为主体材料,将铜丝包裹在不锈钢丝螺旋管内,具有弹性好,耐腐蚀的特点。横臂两端为医用硅橡胶球头包裹,对子宫角的刺激和损伤少。横臂角度及纵臂可变形,能够较好地适应宫腔形态及子宫收缩。同时,两横臂上举,子宫收缩时 IUD 受力会向宫底方向移动。采取内置铜丝的载铜方式可避免金属铜直接接触和压迫子宫内膜,减轻铜离子对子宫内膜的局部过度刺激,降低疼痛出血等副反应。

国内近年来的研究重点在 IUD 出血副反应的产生机制,远期安全性的研究。在防止 IUD 出血的新型 IUD 的研究方面,说明带铜 IUD 上加入吲哚美辛能明显减少置器后的出血,提高临床使用效果。2001—2002 年间已有带消炎痛和铜 IUD、记忆合金 IUD 的新产品。

据第四次 IUD 国际会议资料,目前全世界应用 IUD 的总人数已 1 亿余,而中国占 8000 万以上,占育龄妇女采用措施中 40% 左右。

五、宫内节育器的作用

宫内节育器放置后,能迅速地产生避孕作用,取出后避孕作用随即消失;节育器不影响妇女的月经周期及丘脑 - 垂体 - 卵巢轴的功能。因此,考虑其主要作用机制是局部的,是作为外来异物,影响子

宫内环境,影响孕卵在子宫内着床和胚胎的存活等,从而达到避孕的目的。概括起来,大概有以下几种作用:

1. 改变宫腔内环境　节育器放入宫腔后除了起到机械的障碍作用外,与节育器接触的子宫内膜会发生一种轻度慢性、非细菌性的炎症反应,促使白细胞增加(比不带节育器的妇女增加 3~11 倍),这样就不利于受精卵着床。此外,伴随异物反应,异物巨细胞和巨噬细胞大量产生,除了可吞掉进入宫腔的精子及着床前的胚胎,还可对胚胎产生毒害作用。

2. 前列腺素的作用　节育器的长期刺激,使得子宫内膜产生前列腺素。前列腺素一方面可使子宫收缩和输卵管蠕动增强,促使发育及分裂程度不够的受精卵被提前送到子宫腔而影响着床;另一方面,大量前列腺素又可以加强雌激素的作用,使子宫内膜在怀孕时的蜕膜反应受到抑制,不利于受精卵着床。

3. 带钢节育器的作用　通过节育器中铜离子的释放,能增加子宫内膜无菌性炎症;干扰子宫内膜的酶系统,如减低分泌期内膜中一些酶的活性,而这些酶又是着床的必要条件;还可能改变宫颈黏液的生化组成而影响精子的活动、获能或存活。这些局部变化都增加了抗生育作用。

4. 带孕激素节育器的作用　通过孕激素的释放,干扰子宫内膜的正常周期性变化,使内膜具有较高的孕激素水平,从而使腺体萎缩、间质蜕膜化,这些变化均不利于着床;或可能影响精子的输送或获能。高剂量的 18-甲基炔诺酮节育器尚可能抑制排卵;并改变宫颈黏液性质,使不利于精子穿透。

总之,节育器的抗生育作用不是单一机制可以解释的,有些看法尚有争议,还有许多问题有待于进一步研讨。但一致公认的是,它是一种安全、简便、有效的长效避孕措施。宫内节育器按不同的类型有一定的存放年限,如塑料带铜环为 8 年、不锈钢金属环为 15~20 年等。但近年有不少妇女放置节育器已超过 20 年而未取出,因为这些妇女对带环已适应,月经量正常,身体健康,愿意长期佩戴。故医务人员可根据妇女的具体情况决定是否取出节育器。

第二节　宫内节育器的分类

宫内节育器可按多种方式进行分类。

一、按节育器材料分类

第一代宫内节育器都是由惰性材料制成,如塑料、不锈钢、银等,依靠惰性材料无菌性的炎症反应等原理来达到避孕效果,常见的有不锈钢圆环、不锈钢宫形环、塑料蛇形环、塑料花环等。在 20 世纪 60 年代发现铜离子具有干扰子宫内膜的酶系统,斩首精子的作用,因此在第一代节育器的基础上设计出带有铜丝或铜套结构的第二代节育器,最常见的是各种 T 形环,如 TCu220C、TCu380A。70 年代后,陆续出现能携带药物的宫内节育器,孕酮、消炎痛或者其他药物来达到干扰子宫内膜的正常周期性变化、改变宫颈黏液性质、减少疼痛等作用,是为第三代宫内节育器。1974 年第三次 IUD 国际会议(开罗)统一命名无药节育器为惰性节育器、带药节育器为活性节育器[1]。

目前,单纯的第一代宫内节育器已停用,通用的宫内节育器已不再具有明显的分代,如在不锈钢单环的螺旋内添加铜套或药物,成为混合型的节育器。

二、按形状分类

在宫内节育器的发展史上,节育器的形态不断改变,为了更好地贴合宫腔的形态、顺应子宫的动力学特点,而设计出不同的节育器形态。现在常见形状有圆形、T 形、宫形、V 形、Y 形、γ 形及其他花形。节育器的构形与子宫的形态相容性好,则对子宫壁压迫更小、对子宫内膜损伤更少,能进一步减少宫内节育器导致的出血、疼痛等副作用。在临床选择宫内节育器时,应根据病人的情况选择相适应的型号。而术前超声检查应提供宫腔大小、宫腔形态等信息,以利临床判断。

三、按固定方式分类

一般的宫内节育器依靠自身的形态与子宫壁的贴合来防止下

滑。在部分宫腔特别宽大或宫颈特别松弛的病人,需要宫内节育器用额外的固定结构来阻止其下滑。如:高张力 V 形环,两横臂末端深入左右宫角,环体由形状记忆合金制成,可保持高的张力,防止下滑;母体乐(MLCu250 / MLCu375)二横臂侧弯并附有鳍状突出物,以增加阻力,减少脱落。部分宫腔敏感性高的病人,则需要对宫壁压迫小的节育器,如:γ 形节育器,中间结合处由硅胶管套住,成为半开放的结构,张力低,对子宫内膜损伤小。对于既容易滑脱,宫腔敏感性又高的病人,在 90 年代设计出了具有新型固定方式的宫内节育器 GeneFiex(吉妮环),由 6 节铜环串在一根线上,顶端为一个线结植入宫底肌底层内约 1cm 处,成为无支架,固定式、可变形的特点,可防止脱落,还可以减少因宫缩引起的疼痛。值得指出的是吉妮环取出时也比其他非固定式宫内节育器用力更大,因此如取出术前超声检查能提示节育器种类,对临床操作医生会更有裨益。

四、按使用寿命长短分类

宫内节育器的使用寿命长短不一,通常而言,铜套的寿命长于铜丝,不含药的节育器长于含药节育器的寿命。当病人不能肯定自己所佩戴节育器的型号时,超声检查可以为临床提供宫内节育器的形状、材质(金属 / 塑料 / 硅胶)、铜套 / 铜丝等方面的信息。

常见宫内节育器使用寿命如下:

➤ 可使用 10 年以上的 IUD:圆环。

➤ 可使用 10 年的 IUD:T 形环(TCu380A、TCu220C)、宫铜及含药宫铜 IUD。

➤ 可使用 8~10 年的 IUD:母体乐 MLCu375。

➤ 可使用 8 年的 IUD:活性 Y 形 IUD(Fancy)。

➤ 可使用 5~8 年的 IUD:V 形环(VCu200)。

➤ 可使用 5 年的 IUD:曼月乐(Mirena)、吉妮环(GeneFiex)。

五、按临床作用分类

现代宫内节育器的临床作用已远远超出了传统的"避孕"的范畴,如在宫腔操作后放置,防止宫腔粘连。而第三代含药节育器,因搭载缓释药物,在减少子宫功能性出血、防止内膜增生过长、减少月经量、缓解痛经、治疗子宫内膜异位症等方面都有了广泛的运用,其中最有代表性的就是曼月乐,可以在五年内缓慢释放左炔诺孕酮,抑制每月子宫内膜的增殖。未来宫内节育器作为宫内缓释药物的载体,必将在更广泛的领域有更深入的发展。

(焦 阳 甘晗靖)

参考文献

1. 徐金锋,毓星 . 计划生育超声诊断学 . 第 4 版 . 北京 : 人民军医出版社,2015.

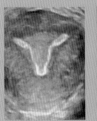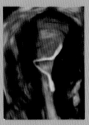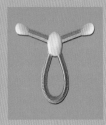

第三章

仪器的调节和操作规范

　　超声仪器的按键繁多,调节时头绪亦繁多,检查者需很好地了解按键的功能,正确评价图像的质量,综合病人疾病的特征,方能顺利调节仪器。尤其是三维超声在我国基层医院尚处于推广的状态,三维超声成像调节的技巧更需要普及和规范。

第一节　二维超声的调节

一、常用参数

增益	gain	频率	frequency	线密度	line density
深度	depth	谐波	harmonic	动态范围	dynamic range
聚焦	focuse	帧频	frame rate	深度补偿增益	gain compensation（DGC）

二、常用调节

1. 图像太亮 最常用的做法是降低增益(总增益),其次是整体降低深度补偿增益。有的机器的显示器还有额外的敏感度调节旋钮,一般无需调节,但在一些误操作的情况下,如擦拭机器后,可能导致显示器图像整体变亮或整体转暗。在上述增益调节无效时,可尝试寻找显示器敏感度调节旋钮。

2. 图像太暗 最常用的做法是增加增益(总增益),其次是整体增加深度补偿增益。当探头滑动艰涩或检查时间较长后,图像往往整体很暗,于探查区域充分加涂耦合剂后可改善。

3. 图像不够细腻 图像颗粒感太强让观察的真实感降低,除了仪器的探头通道数、成像像素等固定因素外,可供调节的主要是探头频率、聚焦、动态范围、线密度等。

探头频率是决定轴向分辨率的首要关键因素。探头频率越高,轴向分辨率越高,但穿透力下降;探头频率越低,轴向分辨率越低,但穿透力增加。在满足穿透的条件下,应选用尽可能高的探头频率。在常用探头不能满足频率要求时,可选择更高/更低频率的其他探头。常用探头的频率顺序如下:浅表探头 > 经阴道探头 > 经腹探头 > 心脏探头。以经腹探头为例,当病人肥胖时,图像穿透不够时,可选择心脏探头观察病人腹部;当被观察物细小,在能保证穿透的情况下,改用经阴道探头或浅表探头经腹扫查,如观察特别瘦削病人的子宫。

超声声束并不是理想直线,中场是聚焦最好的部位,聚焦越好,图像的横向分辨率和侧向分辨率(声束厚度)就越高,因此中场也是成像最为清晰的部位,应该尽可能地将观察对象置于中场或聚焦区域中。现代的超声仪器往往具有多个聚焦,理论上讲,越多的聚焦,图像越清晰,但是多点聚焦是以仪器功能的占用为代价的,即越多的聚焦,仪器的成像就越慢,帧频就越慢。因此,在保证帧频的基础上,针对观察区域适当地放置聚焦及聚焦数目。

动态范围指的是所显示的灰阶的范围。动态范围越小,所显示的灰阶数越少,图像越粗糙;动态范围越大,所显示的灰阶数越多,图像越细腻。因此,在表现细致的结构时,尽可能使用高的动态范围。

但是,当图像的穿透是主要矛盾时,应减少动态范围,以保证目标大的结构被显示。

线密度是指构成超声图像的扫描线在单位宽度上的数目。线密度相当于刺绣时针脚的疏密程度。一台仪器的线密度是有限的,当扫查扇角大时,线密度低;当扫查扇角小时,线密度高。线密度也与超声波实际需要走的路径有关,当取样深度深时,路径长,线密度低;当取样深度浅时,路径短,线密度高。因此,当目标物小时,应选用适当的扫查角度和适当的放大取样框。

4. 图像穿透不够 当病人太胖或目标物太过深在时,图像模糊,此时应降低探头频率、改用低频探头、减少动态范围。或尝试其他更短或更少衰减的探查入路(如经腹观察后位子宫困难时,可改用经阴道/直肠检查)。其他方法有适当加压、充分加涂耦合剂等。

5. 图像延迟(帧频不够) 在观察宫内节育器时很少出现图像延迟的问题。但在观察胎儿心脏时,由于胎心率较快,过低的帧频将导致动态图像出现延迟拖沓,影响观察。此时常用的改善方法有三个:首先,直接增加帧频,但线密度将受损;其次,减小图像角度或取样框大小,将不必要的观察部位排除在外;再次,想办法缩短观察部位与探头间的深度。

6. 噪音太强 噪音是超声成像中不可避免的一部分,调节的目的是将噪音的影响尽可能降低。最常用的做法是将总增益减低,使用谐波成像、增加帧平均。中高档的超声仪还具备噪音抑制、空间复合成像等功能,可选择开启。此外,还应考虑减少噪音的来源,以脱离干扰源,如仪器周围的镇流器、电梯等都可能是噪音的来源。

7. 伪像太强 伪像也是超声成像中不可避免的一部分,调节的目的也是将伪像的影响尽可能降低。但伪像与噪音不同,伪像具有多种形态多种成因,辨识更困难。针对伪像的调节,更依赖操作者的手法,如:折射伪像可通过改变声束入射角度来消除;振铃伪像可尝试探头加压减低;多重反射伪像可通过减少增益减少,也可以在患者体表加用透声水囊,让多重反射伪像大部分落在水囊图像里;旁瓣效应可通过增加聚焦、减少增益等方法减低;声影可通过移出聚焦、增加入射波角度等减弱。

伪像还有帮助诊断的用途:部分塑料质地的节育器(如曼月乐),与其他金属质地的节育器不同,环体没有明显的强回声,调亮图像凸显其后方的声影更有利于节育器的显示。

8. 图像不均匀　图像不均匀多数是由于穿透受限或声场的不均匀造成的。可以利用深度补偿增益,增加深部局部的增益;增加聚焦的数目;换用更低的频率或低频探头。

三、一般原则

1. 保证穿透的前提下使用最高频率。
2. 声束与被检界面尽量垂直。
3. 保证足够帧频的前提下尽可能增加线密度。
4. 轴向分辨力要优于横向分辨力。
5. 针对性地聚焦。
6. 记得必要时使用组织谐波(肥胖的病人)。
7. 以不同的条件观察同一目标或者会有新的发现。

第二节　三维超声的调节

三维超声成像已广泛应用于产科超声、妇科超声领域,在浅表如乳腺超声上也开始有了长足进展。三维超声的调节相对而言较为复杂,很大程度上依赖操作者对三维超声的理解和对操作的熟练程度。

一、三维超声的操作

三维超声的主要操作步骤为:①采集容积;②图像重建。以下依据这两个步骤简单介绍三维超声的调节。

1. 采集容积阶段的调节　一个三维图像的容积是由一系列二维图像为基础组成的体积像素数据包。一个好的三维体积有赖于好的二维图像基础。因此,三维超声调节的首要步骤是进行二维图像的调节。其次是对初始切面进行选择。初始切面的选择一般以最接近观测者惯常观察方位、最少外在影响物为佳。现在常用的初始切面有:子宫宫腔纵切面、子宫宫底横切面。前者更为常用,当子宫特别宽大以至于容积无法包全时可以选择后者。确定好初始切面后,再确定扫查范围,包括扫查面的大小和扫查的张角。并注意张角范围与初始切面的配合问题:由于仪器设置的不同,同样是 50° 张角,有的机器扫查时是以初始切面为起点向一个方向扫查 50°,有的机器是以初始切面为中心,两侧各扫查 25°。总之,是以刚好能覆盖感兴趣区为宜。同时,由于扫查时容积越大,线密度越小;容积越大,成像时间越长;容积一定时,线密度越大,成像时间也越长。因此,也要根据观察目标调节线密度。扫查静止不动的子宫可以选用较高的线密度。

另外,在扫查手法上,应尽量使节育器垂直于声束,当平位子宫时,可适当加压探头并在患者腹部加压,使子宫更贴近探头。其他如在扫查过程中拿稳探头,必要时嘱病人闭气等常规不再赘述。

2. 图像重建的调节 事实上,三维扫查得到的容积数据包观察者是无法直接阅读的。由于显示器是平面的,容积数据包里的数据需要以二维的表现方式呈现在荧幕上,以供阅读。

最直接的表现方式就是切面的重建,即在容积数据包内切出一个或多个平面,显示该平面上的数据。常用的有:三正交平面显示(ABC 三平面显示)、任意平面显示、断层显示(TUI)等。其中三正交平面显示可以表现被观察物的垂直于声束的面(即 C 平面),这个平面是一般二维超声很难,甚至不可能得到的平面,如这子宫的冠状面,这也是显示宫内节育器的最佳平面。任意平面显示结合平面的旋转和推移,可使观察者更立体地了解被观察物的形态及其周边情况,调节的关键是使观察面上的中心点始终落在被观察物上。在实际操作中不断地旋转和推移平面很容易令观察者失去方向感,这时可以用还原键回到初始状态。断层显示是新的 STIC 技术中的一种应用,是将被观察物以多个等距平行切面展开,阅读方式基本与 CT 片一致,层距同样可调。调节的关键同样是令观察面上的中心点始终落在被观察物上。

最能体现三维立体观的是各种容积成像方式,即立体再现,常用的容积成像方式包括利用光线投射法进行的体绘制显示,以及分割提取感兴趣体素目标后进行的面绘制显示。具体有表面成像、骨骼成像、彩色血流三维成像、翻转成像等。显示宫内节育器的常用成像方式有表面成像、骨骼成像。通常而言,表面成像可同时显示宫腔与节育器,所成图像更直观;骨骼成像或最大密度投影,在表现节育器细微结构上更出色,但宫腔形态显示欠佳。因此,在临床工作中,可根据实际需要进行调节。在容积成像的调节时同样应结合 ABC 三平面上的二维参照、观察线位置、观察视野方向以及中心点位置进行调节。例如,在利用表面成像、以宫腔纵切面为初始切面扫查宫腔三维形态时,盲目在所得三维图像上切割、旋转显示的图像未必是宫腔的完整形态,如果在调节时参考 AB 平面,尽量将 A 平面上宫腔最大纵切面和 B 平面上宫底最大横切面均与观察线贴合,得到的就是宫腔最完整的显示,而且这样的调节目标明确,操作直接,最为省时省力。必要时,还可以对观察线位置、观察视野方向以及光源位置、图像亮度、对比度等进行调节。

二、三维超声的伪像处理一般原则

1. 二维是基础,请先调节好二维图像(灰阶图及血流图)。
2. 根据需求选择适当的成像模式。
3. 选择适当的初始切面和扫查范围。
4. 在调节前先在自己的脑海中明确被观察物的立体空间结构和就要观察的位置及视野方向。
5. 调节时参照 ABC 三平面、观察线位置、观察视野方向以及中心点位置。
6. 记得使用初始键。

第三节 操 作 规 范

一、检查前患者准备

经腹部超声检查时,膀胱需适度充盈。经阴道超声检查时,需排空膀胱。经直肠超声检查需排空大便。男性医师操作经阴道及经直肠超声检查时,应有女性医务人员全程陪同。检查前还应询问病人相关病史。

二、选择超声探头和探头频率

采经腹壁检查可使用凸阵、线阵或相控阵探头。通常使用的探头频率为 2.5MHz~5.0MHz;经阴道扫查用经阴道探头,常用的频率为 5MHz~9MHz。扫查时宜选择合适的探头频率,同时注意分辨力与穿透力的相互关系。经阴道探头插入阴道前需要套上安全套或专用的一次性探头套。探头应用定期应用抗菌液擦拭或浸泡消毒。

三、检查顺序

（一）二维超声

女性盆腔超声检查首先应检查子宫。以子宫和阴道作为盆腔内其他器官或结构的定位标志。阴道可作为子宫颈的定位标志,子宫颈可作为子宫下段的定位标志。

1. 子宫的位置　前位为子宫体与子宫颈之间向前成角,后位为子宫体与子宫颈之间向后成角,水平位（中位）是子宫体与子宫颈间无明显夹角。

2. 子宫的形状和大小　子宫长径的测量应在子宫长轴切面上测量子宫底浆膜面至宫颈外口的距离。子宫前后径（厚度）的测量应在长轴切面,测量垂直于长径的子宫前后壁浆膜面间的最大距离。子宫宽度的测量应在冠状面或横切面上测量子宫底最宽处两侧浆膜间的距离。

3. 子宫内膜　观察并测量其厚度、回声及位置。观察宫腔内有无占位性病变。

4. 宫内节育器　纵切、横切及连续扫查相结合,先判断节育器的形态,再判断其位置是否正常。

5. 子宫肌层　观察前后壁厚度、回声、有无肿块。如发现肿块应描述肿块的位置、大小、形态及其内部回声。

6. 附件（卵巢和输卵管）　评价附件时,首先应确定卵巢的位置,卵巢通常位于宫体侧面、髂内血管前方。髂内血管通常作为辨别卵巢的标志。观察卵巢时,应注意其形态、大小及其与子宫的位置关系,彩超检查还应观察肿块内血液供应状态,在考虑有节育器外移时,应重点探查子宫直肠陷窝、膀胱子宫陷窝等处。

7. 宫颈及阴道　观察其形状、回声、有无肿块,以及有无下移的节育器。

(二) 三维超声

手法调整 IUD 长轴与观察线平行,A 平面上调整观察线与纵臂重叠,B 平面上调整观察线与横臂重叠(图 3-1)。

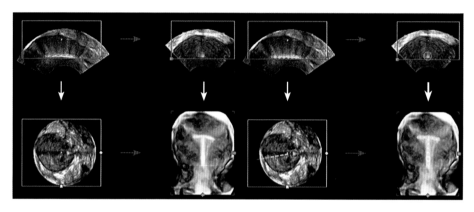

图 3-1　三维调节绿色观察线与图像上的节育器纵横臂重叠

四、检查方式及留取图像的建议

1. 经腹子宫、附件黑白超声检查
子宫纵切面 + 子宫底部横切面 + 左右侧卵巢

2. 经腹子宫、附件彩色超声检查
子宫纵切面 + 子宫底部横切面彩色血流图 + 左右侧卵巢

3. 经腹及经阴道子宫、附件彩色超声检查
子宫纵切面 + 子宫底部横切面彩色血流图 + 左右侧卵巢

4. 经腹及经直肠子宫、附件彩色超声检查
子宫纵切面 + 子宫底部横切面彩色血流图 + 左右侧卵巢

5. 经腹及经阴道三维彩色超声检查

子宫纵切面 + 子宫底部横切面彩色血流图 + 左右侧卵巢 + 子宫三维冠状切面

（甘晗靖）

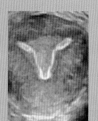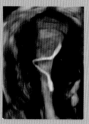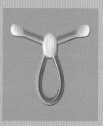

第四章

宫内节育器放置的适应证和禁忌证

宫内节育器(IUD)是我国孕龄妇女普遍采用的一种长效避孕方法,因其简单、经济、安全,已被中国广大妇女接受。

一、宫内节育器放置适应证[1]

1. 已婚育龄妇女要求以 IUD 避孕且无禁忌证者。
2. 要求紧急避孕或继续以 IUD 避孕而且无禁用条件者。

二、宫内节育器放置禁忌证[1]

(1) 妊娠或可疑妊娠者;

(2) 生殖器官炎症,如阴道炎、急性宫颈炎、急慢性盆腔炎和重度宫颈糜烂;

(3) 三个月内有频发月经、月经过多或不规则阴道出血者;

(4) 生殖器肿瘤;

(5) 子宫颈内口过松、重度撕裂及重度狭窄以及重度子宫脱垂者;

(6) 生殖器官畸形,如子宫纵隔、双角子宫、双子宫者;

(7) 子宫腔小于 5.5cm 或大于 9cm 者(人工流产时、产时放置例外)；

(8) 人工流产后放置者,有子宫收缩不良、出血多,人工流产前有反复阴道出血者,可能有妊娠组织物残留或感染可能者,包括感染性流产后；

(9) 产时或剖宫产时胎盘娩出后放置,有潜在感染或出血可能者；

(10) 产后42天后,如恶露未净或会阴伤口未愈者；

(11) 有各种较严重的全身急、慢性疾患,如心功能Ⅲ级以上,严重贫血、血液疾患及各种疾病的急性期等；

(12) 各种性病未治愈者；

(13) 盆腔结核。

(张玉娟)

参考文献

1. 曹泽毅. 中华妇产科学. 第3版. 北京:人民卫生出版社,2014.

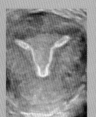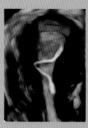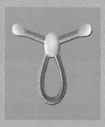

第五章

宫内节育器的超声评价

宫内节育器(IUD)是我国孕龄妇女常用的避孕方法,超声检查因其方便简单并且安全无辐射已经代替传统 X 线检查成为最常用的检查和评价方法。

IUD 的超声成像非常清晰,因为 IUD 的材质为不锈钢金属、塑料或铜等与子宫肌壁间的声阻抗差较大从而形成很好的对比,并且这些材质在超声成像时产生内部混响伪像,利用这些条件可以清晰观察 IUD 在宫腔的情况(图 5-1A、B)。

以往应用二维超声扫查几个切面,结合操作者工作经验,大致了解 IUD 情况评价其在宫腔的情况,但是常规二维超声检查不能立体地显示宫腔的三维空间信息,部分位置异常者显示受限。近些年随着三维超声在妇科的广泛应用,研究发现[1]三维超声能更好的显示评价 IUD 在宫内的情况。三维超声成像技术能够同时显示三个相互垂直的平面,即矢状面、横断面和冠状面,具有信息量大、三个面可任意平移和旋转的特点,从而可对病灶进行多角度、多层次的观察,可以直接显示子宫整体形态和宫腔内部结构,清晰显示 IUD 的形状、位置、与宫腔的关系、有无嵌顿及其嵌顿的部位和程度,并且三维超声能显示二维超声不能显示的冠状面,更加直观清晰地显示出 IUD

在宫内的情况(图 5-1C)。文献报道[2]结合二维超声,三维超声诊断符合率可提高至 100%。所以在进行 IUD 检查时如有条件尽量应用三维成像检查进行评价以避免漏诊及误诊。

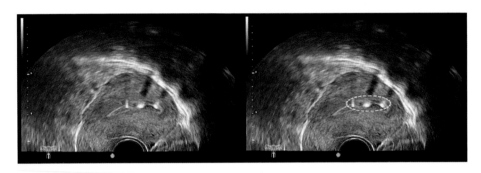

图 5-1A　子宫纵切面显示 IUD 的纵臂

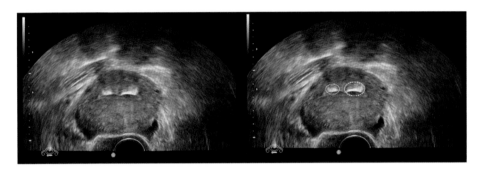

图 5-1B　子宫横切面显示 IUD 的横臂

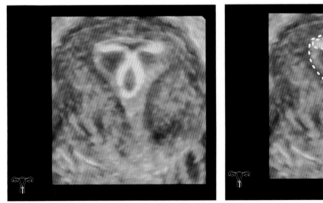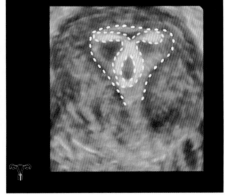

图 5-1C　三维成像显示 IUD,显示为元宫环,直观清晰的观察其与宫腔的关系

二维超声评价 IUD 宫内情况时通过 IUD 上缘与宫底的距离判断有无下移,通过观察纵臂或横臂与子宫肌层的关系判断有无嵌顿。而对 IUD 的旋转、横置以及与宫腔的匹配情况无法评估(图 5-2~ 图 5-3)。而这些异常可以通过三维超声成像进行判断,三维图像更直观

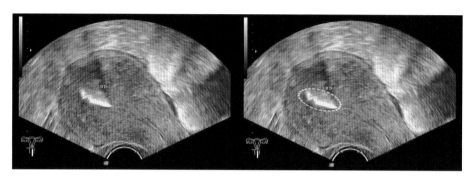

图 5-2A　二维子宫纵切面未发现 IUD 异常

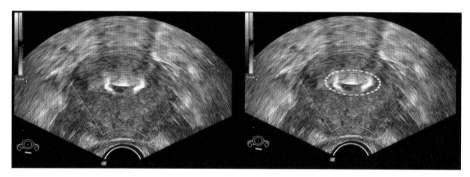

图 5-2B　二维子宫横切面未发现 IUD 异常

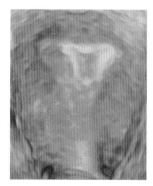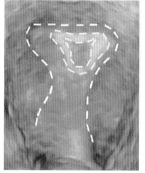

图 5-2C　三维成像显示 IUD 型号偏小

显示 IUD 在宫腔的位置,并且有利于与临床医生沟通交流。

　　IUD 异常三维成像评价多是应用三维表面成像,但是一些 IUD 如曼月乐因环体外覆硅胶层而无法产生表面回波反射,因此三维表面成像显示困难(图 5-4A),但是曼月乐超声成像时却伴有明显声影,

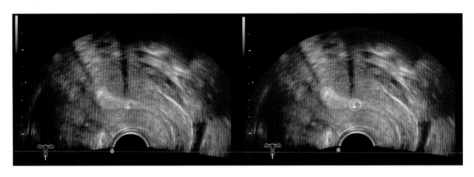

图 5-3A　子宫二维纵切面未发现 IUD 位置异常

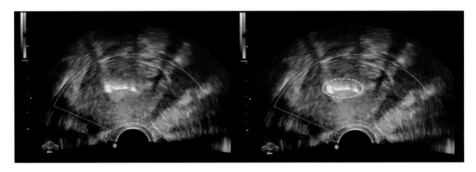

图 5-3B　二维子宫横切面未发现 IUD 位置异常

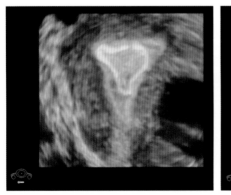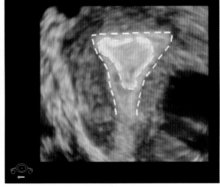

图 5-3C　三维成像显示,宫形环发生了旋转

所以对于此种情况可以应用三维声影成像作为重要补充[3]（图 5-4B）。三维声影成像实际上是三维表面成像的一种变形应用,能利用 IUD 后方产生的强声影形成的影像间接反映出 IUD 的形态。三维成像时可以将观察线放置在节育器强回声上或节育器后方的声影上分别获得三维表面成像和三维声影成像。三维声影成像尤其适用于曼月乐等三维表面成像显示不清晰的 IUD,三维声影成像的应用可以提高对曼月乐位置异常的发现率（图 5-5）。

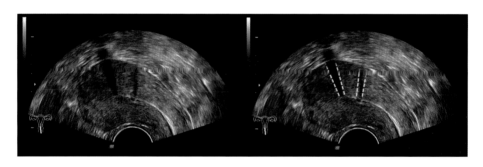

图 5-4A　曼月乐二维成像无法显示形态,但后方伴有明显声影

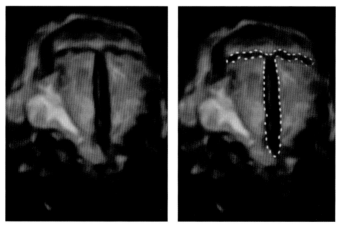

图 5-4B　曼月乐三维声影成像显示其结构形态非常清楚

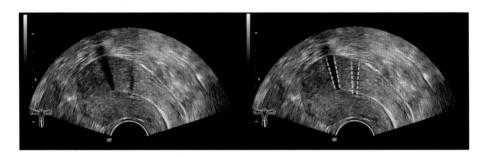

图 5-5A　曼月乐二维纵切面未发现位置异常

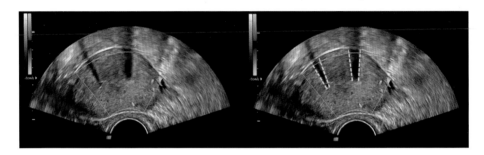

图 5-5B　曼月乐二维横切面未显示位置异常

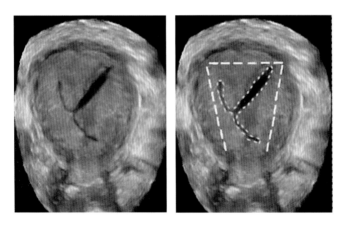

图 5-5C　曼月乐三维成像显示发生了旋转

（张玉娟）

参考文献

1. 金昕,张璟璟,朱玲艳.经阴道三维超声诊断宫内节育器位置异常的价值.医学影像学杂志,2011,21(11):1777-1778.
2. 鲁红.宫内节育器位置异常的三维超声诊断.中华超声影像学杂志,2002,11(6):350-351.
3. 甘晗靖,林琪,焦阳.三维声影成像与三维表面成像技术在宫内节育器诊断中的对比应用.中国医药科学,2012,16(2):92-93.

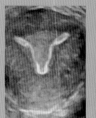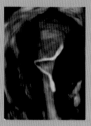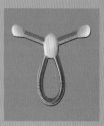

第六章

正常节育器的二维、三维超声表现

第一节　宫内节育器的材质与超声图像的关系

　　第一代 IUD 的质地多为惰性金属或纯塑料,结构相对简单,超声图像表现多为强回声伴明显声影,声影纯净或呈彗星尾征。第二、三代 IUD 与第一代 IUD 由于质地不同,多数由两种及以上的材料构成,因此超声图像表现与第一代 IUD 不尽相同。不同质地、不同形状的 IUD 具有不同的声像图特点,不同质地的 IUD 主要在环体超声回波性质、声影特点两方面有所不同,如塑料质地的 IUD 回波强烈,后方声影纯净;金属质地的 IUD 回波强烈,声影可因振铃效应而不纯;硅胶质地的 IUD 无回波反射,环体无法显示,但声影明显且纯净;在 IUD 形态不同方面,部分形态接近的 IUD 在二维超声图像上表现类似,难以区分,如圆环和宫形环的二维超声图像上,无论横切还是纵切都表现为两个强回声点,在无法获取冠状切面时二维超声图像区分困难,随着三维超声技术的不断普及,不同形态的 IUD 可由三维成像(表面成像或骨骼成像)或其他成像方式全面立体表现[1]。结合以上两点使得目前超声检查可以通过判断 IUD 的大致质地及基本形态来综合判断 IUD 的具体类型。不同类型 IUD 的形状[2](图 6-1、图 6-2)。

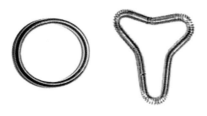

图 6-1　第一代宫内节育器(惰性节育环)

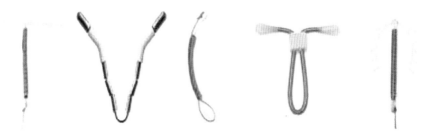

图 6-2　第二、三代宫内节育器(活性节育环)

第二节　常见节育器的超声二维、三维表现

一、圆环

由不锈钢缠绕,呈圆形,无尾丝。可呈单环、双环及麻花形等多种形态。新型单环螺旋内含药。是我国应用最广最久的惰性 IUD。

二维超声表现:横切面及纵切面环体均表现为两个强回声点伴强声影,冠状面呈圆形强回声(图 6-3A、B)。

三维超声表现:呈平面环形(图 6-3C)。

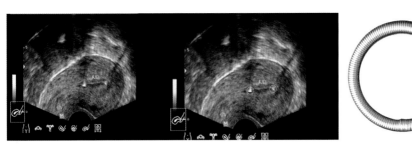

图 6-3A　圆形节育器的二维纵切超声表现

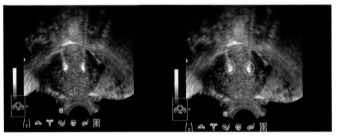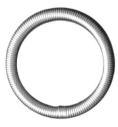

图 6-3B　圆形节育器的二维横切超声表现

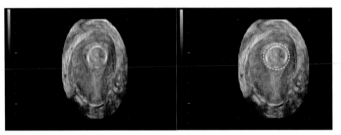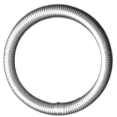

图 6-3C　圆形节育器的三维超声表现

二、T-IUD

由塑料横臂和纵臂相连呈 T 形,纵臂末端有尾丝。通常型号横臂及纵臂缠绕铜丝 / 铜套,或部分臂呈裸臂。铜丝产品铜表面面积大,铜套可以延缓长时间侵蚀后的断裂,部分型号臂末端呈球形以减少滑脱。主要型号有:TCu220C,TCu380A,其中 TCu220C 是我国目前使用最多的含铜 IUD。

二维超声表现:宫底横切面显示横臂为对称条状强回声,有铜丝或铜套者声影明显;宫体横切纵臂断面,多表现为点状强回声伴明显声影;正中纵切面纵臂呈条状强回声,有铜丝或铜套者声影明显;冠状面呈 T 形强回声(图 6-4A、B)。

三维超声表现:呈平面 T 形,有铜套者可显示铜套(图 6-4C)。

三、曼月乐

曼月乐(Mirena)是一种新型全塑料的不含铜的 T 形 IUD。纵臂内含甲基炔诺酮,有效期 5 年。纵臂表面覆盖硅胶膜,横臂及尾丝未

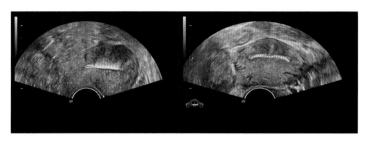
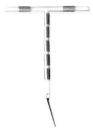

图 6-4A　T 形节育器的二维纵切超声表现

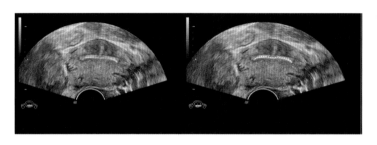
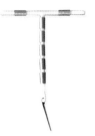

图 6-4B　T 形节育器的二维横切超声表现

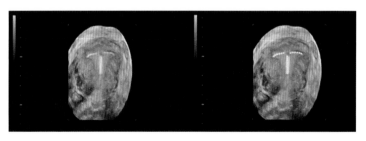
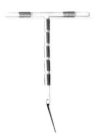

图 6-4C　T 形节育器的三维超声表现

覆盖硅胶膜。硅胶对超声波完全吸收,无反射波,声影干净。未覆盖硅胶膜的横臂及尾丝超声表现与一般塑料类似。

二维超声表现:宫底横切面显示横臂对称条状强回声,声影不明显;宫体横切纵臂断面,表现为明显声影,声影纯净,环体本身显示不清;正中纵切面纵臂显示不清,但后方呈片状纯净声影(图 6-5A、B)。

三维超声表现:一般三维成像是将观察切面置于环体水平,此时由于环体本身无反射波,因此多数成像质量差;但将观察切面置于环体后方声影水平,将得到声影分布情况,即呈平面 T 形的声影成像[3](图 6-5C)。

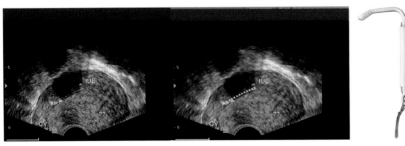
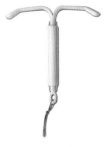

图 6-5A　曼月乐节育器的二维纵切超声表现

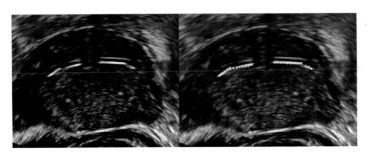
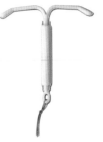

图 6-5B　曼月乐节育器的二维横切超声表现

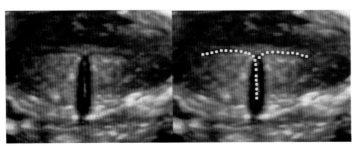
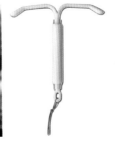

图 6-5C　曼月乐节育器的三维超声表现

四、宫形 IUD

在宫形 IUD 的不锈钢螺旋内加放铜丝段。可以明显提高避孕效果。因其形状更接近宫腔形态,理论上讲疼痛副反应低。

二维超声表现: 与圆环类似。横切面及纵切面环体均表现为两个强回声点伴强声影,冠状面呈宫形强回声(图 6-6A、B)。

三维超声表现: 呈平面宫形(图 6-6C)。

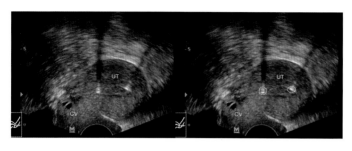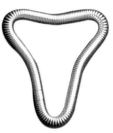

图 6-6A　宫型节育器的二维纵切超声表现

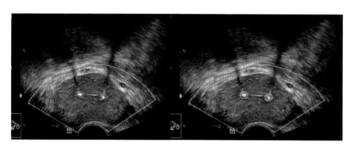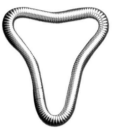

图 6-6B　宫型节育器的二维横切超声表现

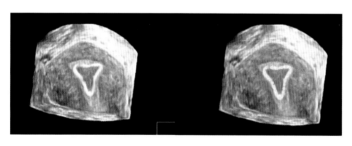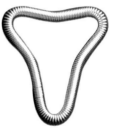

图 6-6C　宫型节育器的三维超声表现

五、母体乐 IUD

母体乐 IUD 又名荷兰环。Ⅱ/Ⅲ代含铜 / 药 IUD，以聚乙烯塑料为支架，二横臂侧弯并附有鳍状突出物，以减少脱落。纵臂上绕铜丝，铜的表面积为 250mm^2 或 375mm^2（MLCu250/MLCu375）。

二维超声表现：与 T 环类似。宫体横切纵臂断面，多表现为点状强回声伴明显声影；正中纵切面纵臂呈条状强回声，冠状面呈鱼鳍形强回声（图 6-7A、B）。

三维超声表现：呈鱼鳍形（图 6-7C）。

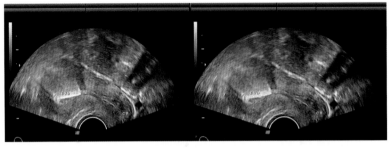
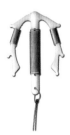

图 6-7A　母体乐节育器的二维纵切超声表现

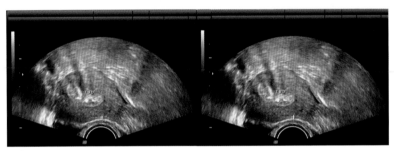
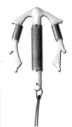

图 6-7B　母体乐节育器的二维横切超声表现

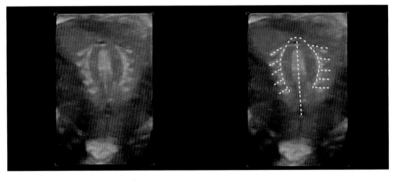
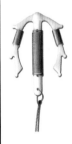

图 6-7C　母体乐节育器的三维超声表现

六、γ形IUD

不锈钢丝支架绕铜丝,最外层以不锈钢螺旋包绕。横臂末端硅橡胶珠含消炎痛,横、纵臂交接处套有硅橡胶圈。可减少月经血量。缺点是易旋转脱落。

二维超声表现:宫体横切纵臂断面,多表现为点状强回声伴明显声影;正中纵切面纵臂表现为不连续的条状强回声,冠状面呈 γ 形(图 6-8A、B)。

　　三维超声表现:呈希腊字母 γ 形(图 6-8C)。

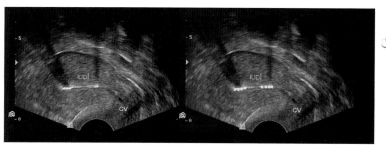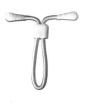

图 6-8A　γ 形节育器的二维纵切超声表现

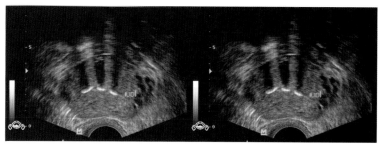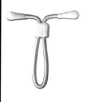

图 6-8B　γ 形节育器的二维横切超声表现

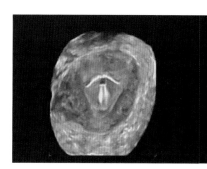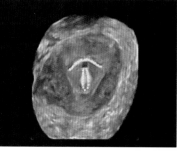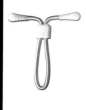

图 6-8C　γ 形节育器的三维超声表现

七、爱母环

　　支架由形状记忆合金制成,环体呈 V 形,两端固压铜粒可放置到子宫角深处。两臂可随子宫的缩舒而收张不易嵌顿、移位。耐腐蚀性,不易变形,适用于宫颈松弛的妇女。

二维超声表现:横切面及纵切面环体均表现为两个强回声点伴强声影(图 6-9A、B)。

三维超声表现:呈 V 形(图 6-9C)。

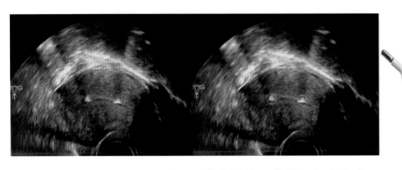

图 6-9A 爱母环节育器的二维纵切超声表现

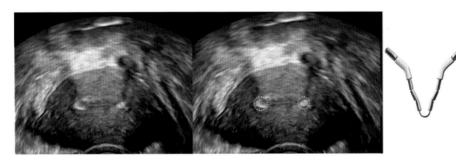

图 6-9B 爱母环节育器的二维横切超声表现

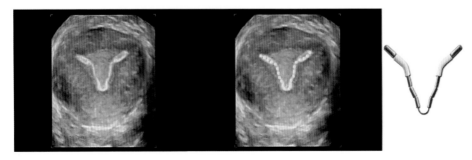

图 6-9C 爱母环节育器的三维超声表现

八、吉妮 IUD

吉妮 IUD（Genefiex）是一种新型 IUD（90 年代，比利时发明）。由 6 截铜环（5mm）串在一根线上，顶端为一个线结植入宫底肌底层内约 1cm 处。无支架、固定式、可变性，可防止脱落，理论上还可以减少因宫缩引起的疼痛。吉妮环是一种长效宫内节育器，建议有效期 10 年（理论 29 年）。

二维超声表现：纵切面环体表现为串珠状强回声点伴强声影。横切面表现为点状强回声伴声影，宫底横切面可显示宫底肌层内的线结，呈稍强回声（图 6-10A、B）。

三维超声表现：环体呈串珠形，线结呈点状强回声，整体呈"i"形；但部分线结显影可不清晰，此时仅显示环体的串珠状强回声（图 6-10C）。

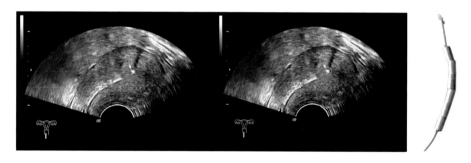

图 6-10A　吉妮环节育器的二维纵切超声表现

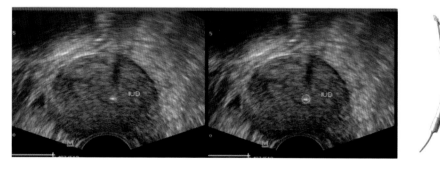

图 6-10B　吉妮环节育器的二维横切超声表现

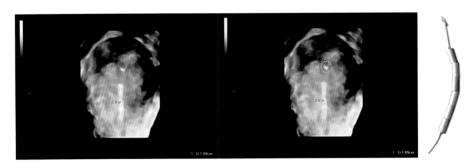

图 6-10C　吉妮环节育器的三维超声表现

九、元宫形 Cu365

形态与 γ 形 IUD 形似，但纵臂更短、更宽，两横臂连接处为扁圆形硅胶套，两横臂末端为球形硅橡胶头，两横臂上举，但角度会随宫腔形态及子宫收缩而改变，下移或脱落较少。

二维超声表现：宫体横切纵臂断面，多表现为点状强回声伴明显声影；正中纵切面纵臂表现为不连续的条状强回声，冠状面呈矮胖的γ 形（图 6-11A、图 6-11B）。

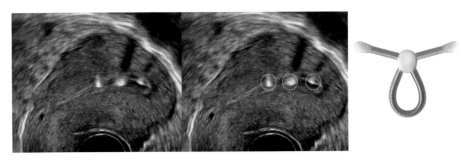

图 6-11A　元宫形节育器的二维纵切超声表现

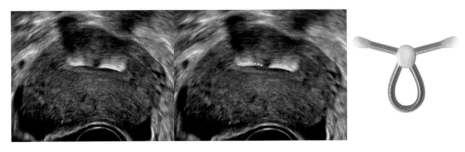

图 6-11B　元宫形节育器的二维横切超声表现

三维超声表现：类似 γ 环，但两纵臂间距略宽（图 6-11C）。

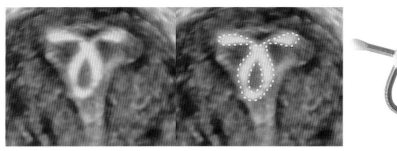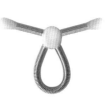

图 6-11C　元宫形节育器的三维超声表现

（焦　阳　甘晗靖）

参考文献

1. 计划生育超声诊断学 . 第 4 版 . 北京：人民军医出版社，2015.
2. 李治安 . 临床超声影像学 . 北京：人民卫生出版社，2003.
3. 甘晗靖，林琪，焦阳，等 . 三维声影成像与三维表面成像技术在宫内节育器诊断中的对比应用 . 中国医药科学，2012，16（2）；92-93.

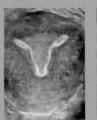
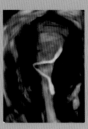
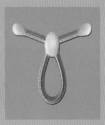

第七章

异常节育器的二维、三维超声表现

宫内节育器（IUD）是我国育龄妇女避孕措施的主要方法，是一种长效的避孕方式，其优点在于简单、经济、安全、可复性好。但是，IUD环型号选择不当、放置时间选择不理想、子宫位置、合并子宫畸形或疾病、使用年限过长、操作不规范等原因均有可能造成 IUD 下移、异位、变形、断裂、偏位、倒置、横置、脱落等异常。我国正在使用的 IUD 种类繁多，熟练掌握 IUD 的型号、种类特点以及各种 IUD 的放置特点和技术，放置前查清子宫位置，准确测量宫腔距离，选择与子宫相匹配的节育器，规范操作，才能够提高放置 IUD 的效果，降低并发症的发生。

目前临床上对 IUD 的诊断主要依赖超声检查，尤其是三维超声在 IUD 的诊断上有很好的表现[1]。以往二维超声在节育器下移、脱落、带器妊娠等能为临床提供直接依据，但对于某些特殊节育器的异常，包括节育器变形、断裂、部分脱落，节育器倒置、横置等二维超声难以得到较肯定的判断；尤其一些特殊类型的节育器如吉尼环，二维超声无法展示其 6 节铜环，很难判断有无部分脱落；另外母体乐环横臂侧弯并附有鳍状突出物，其结构立体，二维在单一平面无法完整表现。三维超声的应用，提供了多种成像方法，尤其是子宫冠状切面成像，成为诊断各种类型节育器异常的重要手段，可以直接显示子宫整体形态和宫腔内部结构,清晰显示 IUD 的形状位置与宫腔的关系有无嵌顿及其嵌顿的部位和程度[2]。但对于新型硅胶质地的节育器曼月乐,由于环体外覆硅胶层无法产生表面回波反射,通常二维显示不清晰,三维表面成像亦显示困难[3],由于该环后方声影明显,利用三维声影成像可清晰显示环体后方的"T"形声影。三维声影成像实际上是三维表面成像的一种变形应用,针对 IUD 材质不同导致 IUD 后方回声性质(包括声影和振铃伪像)的不同,有针对性地将三维成像的观察面放置在 IUD 的后方,表现 IUD 后方声影或振铃伪像的分布[4]。利用声影成像能准确判断曼月乐有无变形及移位。也有学者提出三维超声冠状切面如角度调节等因素可造成假阳性,因而建议对复杂节育器异常的诊断最好二维及三维联合应用[5]。

第一节　节育器下移

节育器下移是最常见的节育器异常情况,其原因与以下因素相关:

1. 初次放置,节育器作为一种异物置入子宫后,子宫对节育器敏感而发生异常收缩,造成宫腔内压力明显增大。

2. 与子宫位置及子宫自身条件有关,前位子宫较后位子宫发生下移率高,子宫畸形、宫颈内口过松、宫颈糜烂、子宫肌瘤、子宫腺肌症等发生下移的几率较正常人群高。

3. 操作不规范,节育器放置未达宫底部。

4. 节育环型号选择不当,过大或过小的子宫均可导致节育器下移或刺激宫缩引起节育器下移。

5. 与放置的时间有关,哺乳期放置者,停止哺乳后,子宫恢复原来的大小,此时节育器相对较小,也易造成下移或脱落。

6. 月经量过多、经期干重活等也可导致节育器下移。节育器下移常见于放置后 1 年内,其中 50% 发生在头 3 个月内,1 年后趋于稳定,这与子宫对异物的敏感性降低有关。

在 IUD 下移患者中,超声诊断是最常用的诊断方法。目前诊断IUD 下移的常用标准是:二维超声子宫纵切面上,IUD 上缘与宫底浆膜层之间的距离 >20mm。圆形 IUD 下缘到子宫内口的距离 <10mm亦可诊断 IUD 下移。值得注意的是,当宫底肌瘤、子宫腺肌病等宫

底异常增厚时,不宜采用 IUD 上缘距离宫底浆膜层大于 20mm 作为诊断标准来判断 IUD 下移,需结合 IUD 上缘是否与宫腔底部内膜存在明显距离,再结合 IUD 下缘距宫颈内口距离来综合判断。另二维超声宫底横切面上,IUD 下移时宫底部横切面处仅显示子宫内膜回声,未能探及节育器。三维超声冠状面能直观显示 IUD 下移及下移程度(图 7-1~ 图 7-3)。

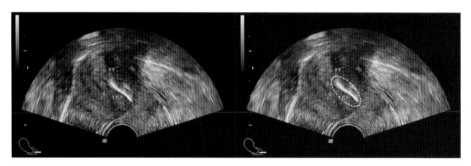

图 7-1A　二维子宫纵切面节育器呈条状强回声,上缘距宫底浆膜层 27.5mm,节育器上缘与宫底内膜存在距离,节育器下缘位于宫颈内口

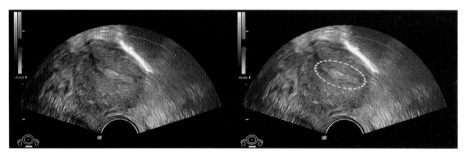

图 7-1B　二维宫底横切面宫腔内未见节育器显示

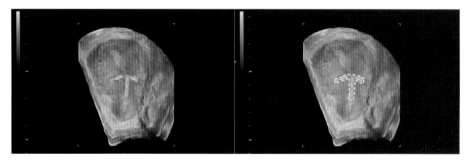

图 7-1C　三维子宫冠状面显示 T 形节育器位置下移

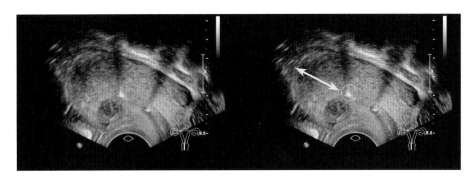

图 7-2A　二维子宫纵切面显示节育器上下缘呈两个点状强回声,上缘距宫底浆膜层 30.4mm,与宫底内膜存在距离

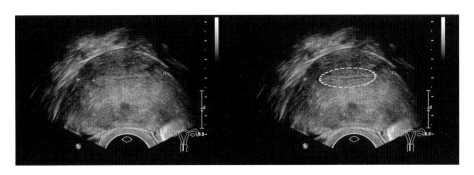

图 7-2B　二维宫底横切面宫腔内未见节育器显示

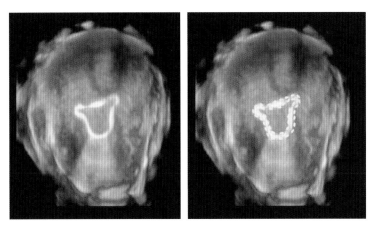

图 7-2C　三维子宫冠状面显示元宫环下移

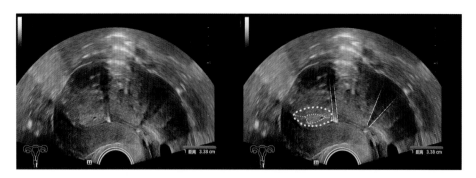

图 7-3A　二维子宫纵切面显示节育器上下缘呈两个点状强回声,上缘距宫底浆膜层 33.8mm,与宫底内膜存在距离,宫腔上段内见长椭圆形息肉声像

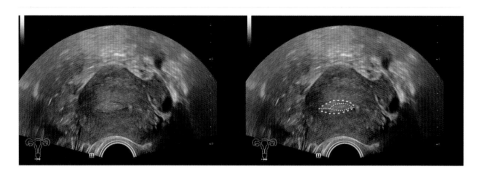

图 7-3B　二维宫底横切面宫腔内未见节育器显示,仅见长椭圆形息肉声像

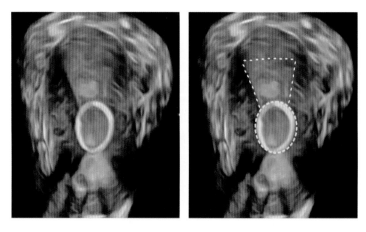

图 7-3C　三维子宫冠状面显示圆环下移并宫腔上段内息肉声像

IUD 下移也可结合临床诊断,妇科窥阴器检查发现 IUD 尾丝延长,或用探针在宫颈处探到 IUD,或在宫颈外口见到 IUD 下缘,均可诊断。IUD 下移可引起腹部下坠、腰骶部坠痛、不规则阴道流血、白带增多或血性白带,并可增加感染机会。

第二节　节育器异位

在 IUD 的并发症中,节育器异位是较为严重的并发症。根据异位程度可分为四类:①部分节育器包埋于子宫内膜,节育器与内膜粘连;②部分或全部节育器被包埋于子宫肌壁内称为嵌顿;③节育器的部分穿透子宫壁或子宫颈管壁称部分穿孔;④节育器完全穿透子宫壁而进入腹腔形成完全穿孔,也叫节育器外游。

节育器异位嵌顿常见如下原因:①节育器放置时推送过度损伤宫壁;②某些类型节育器具有尖端部分,放置后损伤子宫壁以致造成嵌入;③有人流史或宫腔操作史,子宫内膜受到不同程度的损伤,可能通过损伤后的薄弱部位穿入;④带器时间过长,子宫肌组织的顺应性及宫腔形态、大小等多方面的变化越大致部分节育器嵌入子宫壁;⑤安置术时选择的节育器形态大小与宫腔不相匹配。

二维超声对于某些节育器嵌顿及穿孔可作出明确诊断,声像图表现为子宫纵切面节育器未全部在宫腔内膜,节育器长臂与子宫内膜线不平行,部分或全部位于子宫肌壁甚至达浆膜层;横切面节育器左右臂不对称,部分或全部位于子宫肌壁。剖宫产子宫下段瘢痕愈合不良时,T 型节育器纵臂下端易嵌顿于切口处。三维超声在冠状切面显示节育器更有优势,能直观显示节育器的类型,在"倒三角形"的宫腔内仅能显示部分节育器,部分节育器嵌顿肌壁甚至穿孔(图 7-4~ 图 7-10)。

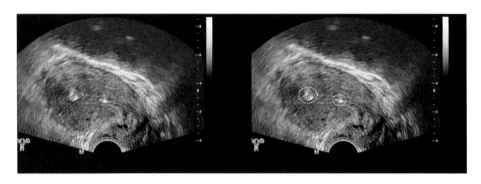

图 7-4A　二维子宫纵切面节育器位于宫腔底部,未见明显异常

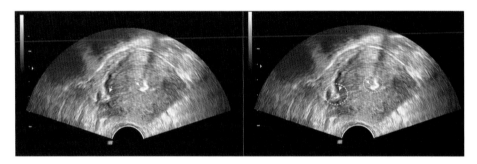

图 7-4B　二维宫底横切面显示节育器一端嵌顿于子宫右侧肌壁

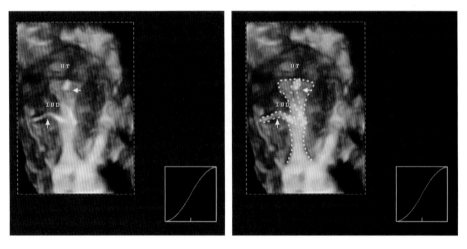

图 7-4C　三维子宫冠状面显示爱母环右侧臂嵌顿于子宫右侧肌壁,左侧臂位于宫腔内

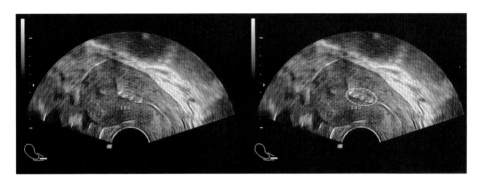

图 7-5A 二维子宫纵切面显示部分节育器回声

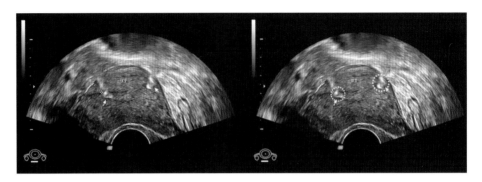

图 7-5B 二维宫底横切面显示节育器左侧臂部分嵌顿于左侧宫角处肌层,距浆膜层约 2.2mm

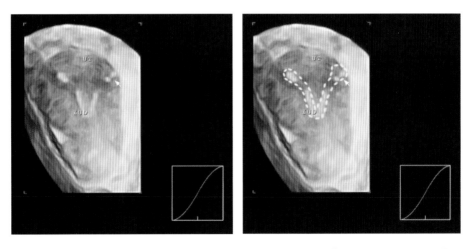

图 7-5C 三维子宫冠状面显示爱母环左侧臂小部分嵌顿于左侧宫角肌壁

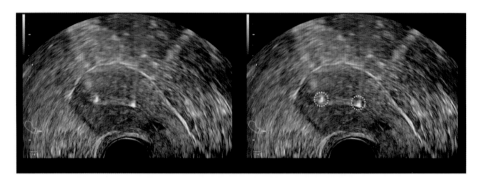

图 7-6A　二维子宫纵切面显示宫腔内节育器纵臂点状强回声

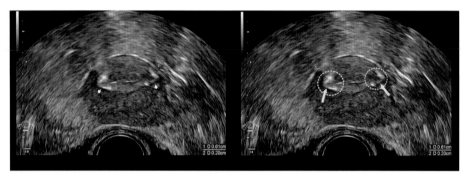

图 7-6B　二维横切面显示节育器两横臂不对称,右侧位于右侧宫角内膜处,距浆膜层 6mm,左侧嵌顿于左侧宫角外侧肌层内,距浆膜层 2mm

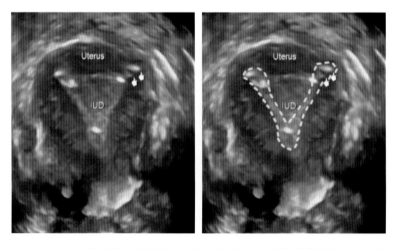

图 7-6C　三维子宫冠状切面显示爱母环左侧横臂嵌顿于左侧宫角外侧肌层内

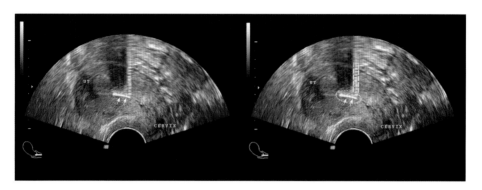

图 7-7A　二维正中纵切仅在宫腔中下段见部分环体回声

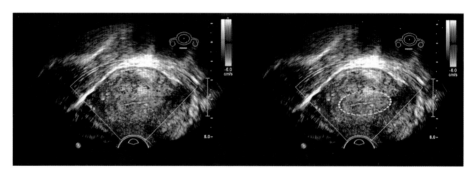

图 7-7B　二维子宫横切面显示宫底处宫腔内未见明显节育器回声

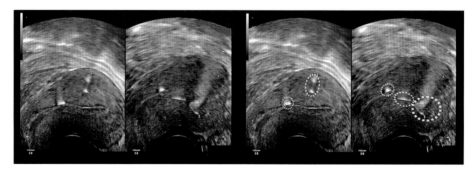

图 7-7C　二维子宫旁纵切面环的底部位于宫腔下段内,环的两侧臂分别嵌顿进入子宫前后壁

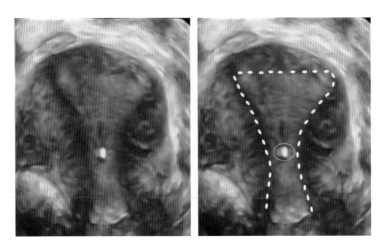

图 7-7D　三维子宫冠状切面显示环的底部位于宫腔下段内

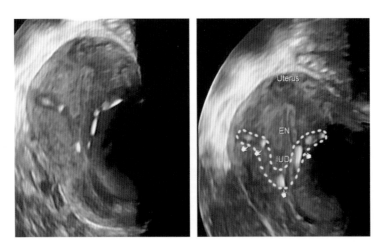

图 7-7E　三维子宫矢状切面显示环的两侧臂分别嵌顿入子宫前后壁

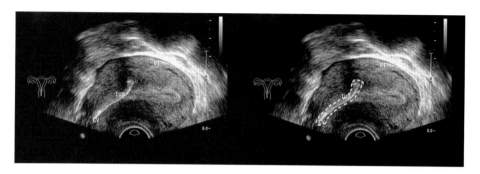

图 7-8A　二维子宫纵切面显示链条状节育器位置下移,其上端部分(长约9mm)嵌顿于子宫前壁中段肌层内

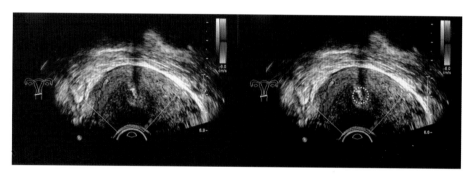

图 7-8B　二维横切面显示节育器呈点状强回声

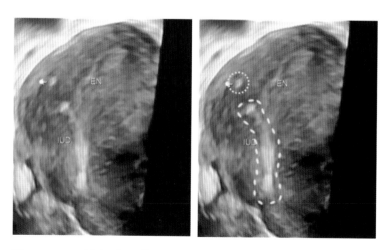

图 7-8C　三维子宫冠状面显示吉妮环位置下移,6 个串珠状纵臂大部分位于宫腔内,上端小部分嵌顿于子宫前壁中段肌层内,前壁中段肌层内另可见吉妮环顶端尼龙线线结,呈点状强回声

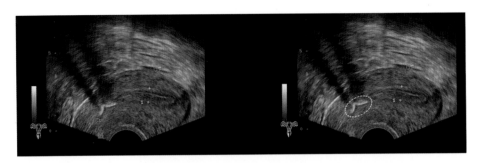

图 7-9A　二维纵切面显示宫腔上中段内膜处未见节育器回声

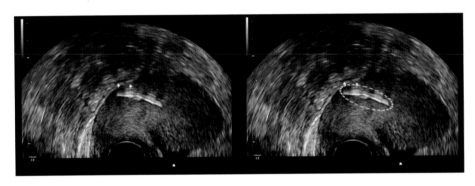

图 7-9B　二维斜纵切面显示子宫下段见部分节育器回声,部分位于前壁下段瘢痕处

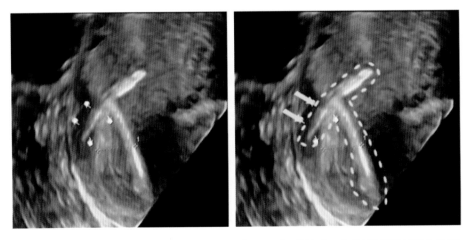

图 7-9C　三维冠状切面显示 T 形环纵臂位于宫颈管内,右侧横臂嵌顿于前壁下段瘢痕处,左侧横臂位于宫腔下段内

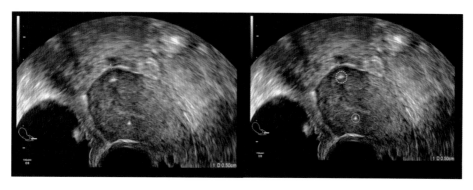

图 7-10A　二维子宫纵切面显示子宫前壁中下段及后壁宫底部见点状强回声,子宫内膜处未见明显节育器回声

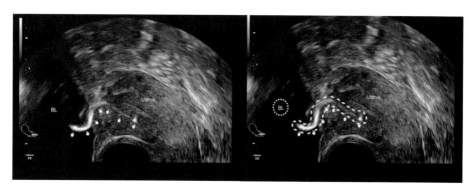

图 7-10B　二维子宫斜纵切面显示节育器变形,一端异位于子宫前壁肌层并穿透子宫前壁进入膀胱内

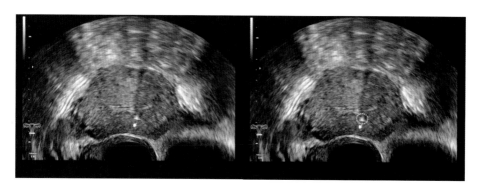

图 7-10C　二维子宫横切面显示子宫前壁点状强回声

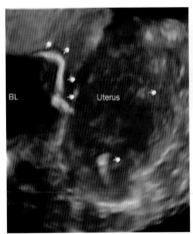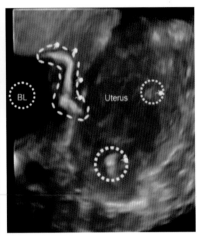

图 7-10D　三维子宫冠状切面显示节育器变形,一端位于子宫前壁肌壁内,穿越子宫前壁全层并插入膀胱腔内,另一端位于子宫后壁近宫底处,下缘位于前壁中下段

第三节　节育器断裂、变形、横置、倒置

宫内正常位置节育器变形、断裂少见,多由于节育器放置时间过长或节育器与宫腔粘连导致取节育器失败,外力牵拉致节育器变形断裂,使部分节育器残留于宫腔内,宫腔内见点状、长条状、弧形及形态扭曲的强回声,后方伴声影。宫内节育器横置、倒置则多由于节育器低置或节育器与宫腔大小不匹配,为了适应宫腔变化而发生位置偏转(图 7-11~ 图 7-18)。

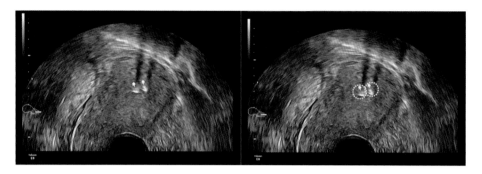

图 7-11A 二维子宫纵切面显示宫腔底部见两个点状强回声,后方伴声影

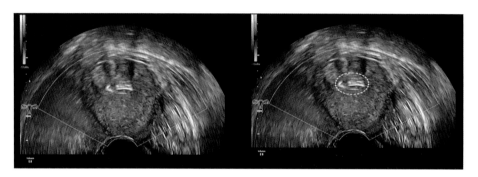

图 7-11B 二维子宫横切面显示宫腔底部强回声,呈横 U 形

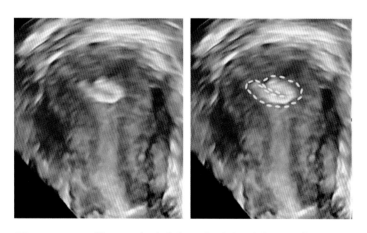

图 7-11C 三维显示宫腔底部见部分断裂变形的节育器强回声,呈横 U 形

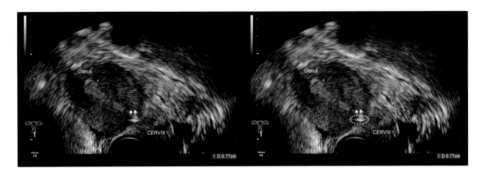

图 7-12A　取环术后,二维子宫纵切面显示宫腔下段可见长约 13mm 短条状强回声

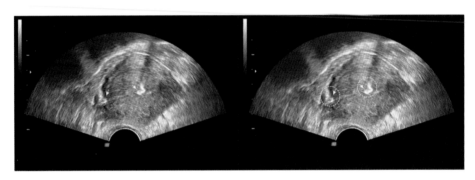

图 7-12B　二维子宫斜纵切面显示短条状强回声下端斜行嵌入子宫下段浅肌层

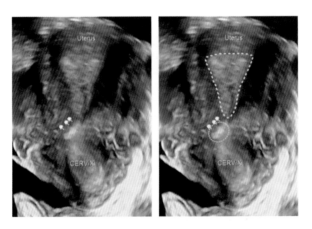

图 7-12C　三维子宫冠状切面显示短条状强回声下端斜行嵌入子宫下段浅肌层

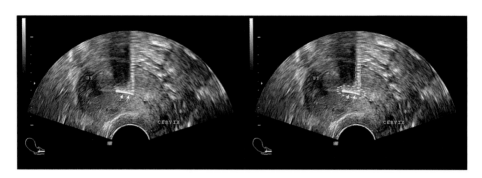

图 7-13A　二维子宫纵切面显示宫腔中下段可见长 13mm 的条状强回声,后方伴"彗星尾"征

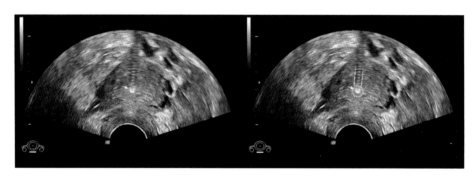

图 7-13B　二维子宫横切面宫腔下段见点状强回声,后方伴"彗星尾"征

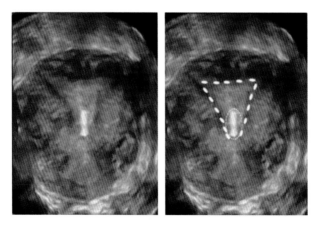

图 7-13C　三维子宫冠状切面显示宫腔中下段残留节育器

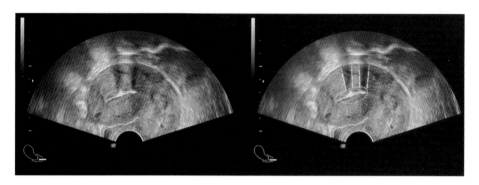

图 7-14A　二维子宫纵切面显示宫腔内见节育器强回声

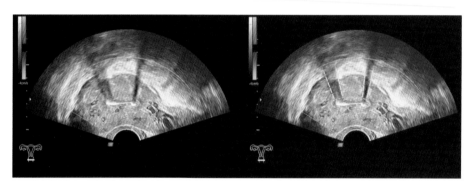

图 7-14B　二维横切面显示节育器呈一字形

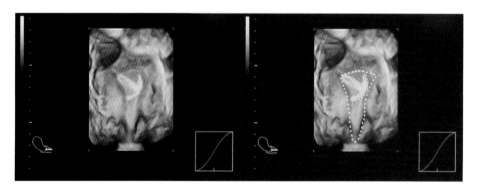

图 7-14C　三维冠状切面显示宫内 r 环横置

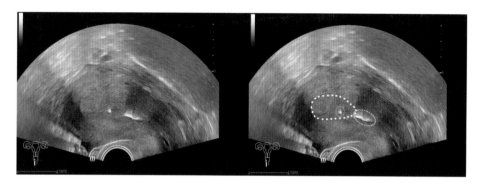

图 7-15A　二维子宫纵切面显示节育器上下缘呈两个点状强回声,上缘距宫底浆膜层 32.5mm,与宫底内膜存在距离

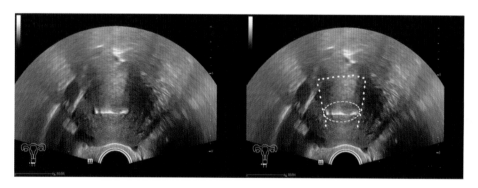

图 7-15B　二维横切面宫腔底部未见节育器,宫腔中部显示节育器呈一字形

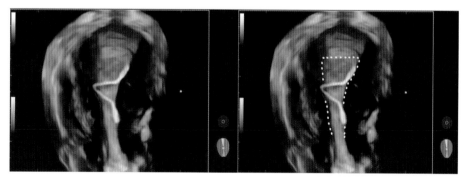

图 7-15C　三维冠状切面显示宫内爱母环下移并横置

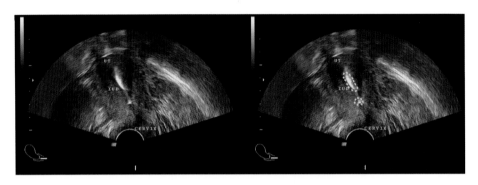

图 7-16A　二维纵切面显示宫腔内见节育器强回声

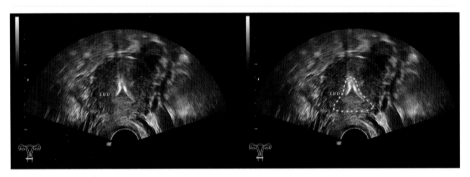

图 7-16B　二维横切面显示节育器底部似位于宫腔底部

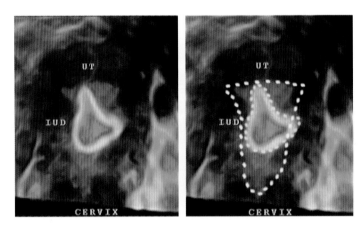

图 7-16C　三维冠状切面显示宫形环倒置

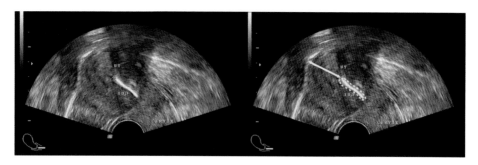

图 7-17A　二维子宫纵切面节育器上缘距宫底浆膜层 24.8mm，节育器上方与宫底内膜存在距离

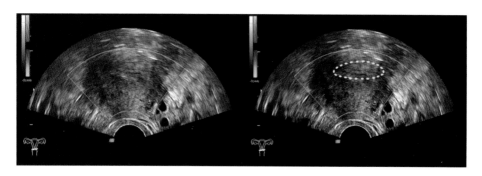

图 7-17B　二维宫底横切面未见节育器显示

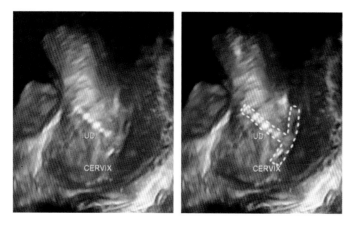

图 7-17C　三维子宫冠状面显示宫形节育器下移并倒置

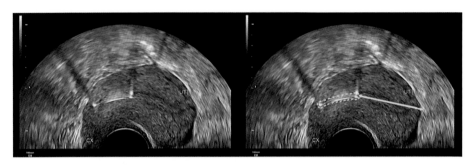

图 7-18A　二维子宫纵切面节育器位置下移至宫腔下段,节育器上端与宫底内膜存在距离,下端位于宫颈内口处

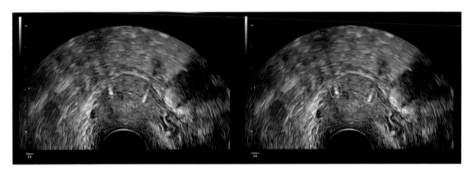

图 7-18B　二维横切面于宫颈内口处见节育器两侧臂点状回声

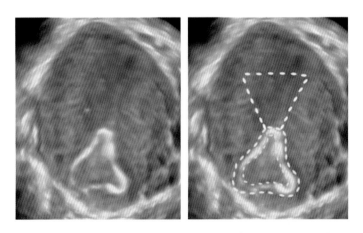

图 7-18C　三维子宫冠状面显示宫形节育器下移至宫颈内口并倒置

第四节　节育器脱落

超声检查在宫腔内或宫旁未探及节育器,配合 X 线透视未见盆腔内异位节育器,即可诊断节育器脱落。大部分患者无自觉症状,往往节育器脱落致妊娠后检查发现。

第五节　双 节 育 器

宫内双节育器多因带器妊娠行人工流产时没有取出而再次放置引起。有些则由于先前放置的节育器完全异位至盆腔而再次放置所致(图 7-19)。

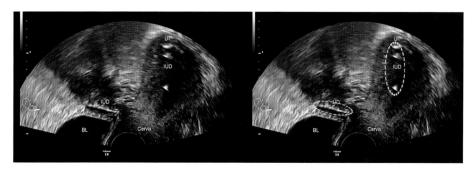

图 7-19A　二维子宫纵切面显示两个节育器回声:宫腔内见一个节育器强回声,盆腔内(宫颈内口水平右前、膀胱后壁后方)可见另一个节育器强回声

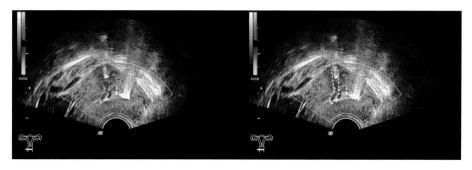

图 7-19B　二维横切面显示宫腔内节育器位置正常

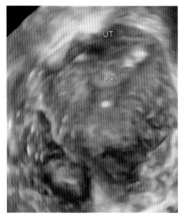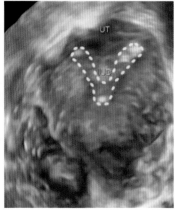

图 7-19C　三维冠状切面显示宫腔内 V 形爱母环回声

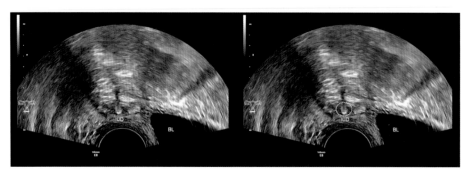

图 7-19D　二维膀胱后壁水平横切面显示膀胱后壁后方盆腔内见 T 环回声，纵臂平行于膀胱后壁，两横臂面对子宫下段

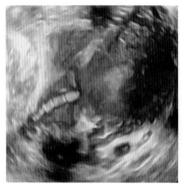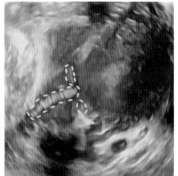

图 7-19E　三维显示 T 环子宫外异位，纵臂与膀胱后壁平行，横臂与子宫下段右侧平行

（林　琪）

参考文献

1. Moschos E, Twickle DM. Does the Type of Intrauterine Device affect Conspicuity on 2D and 3D Ultrasound? American journal of roentgenology, 2011, 196(6): 1439-1443.

2. Zhang LP, Wu YF, Zhang S. Application of three-dimensional transvaginal ultrasound for assesment of intrauterine devices. Chin J Med Ultrasound, 2005, 2: 173-175.

3. Valsky D, Cohen S, Hochner-Celnikier D, et al. The Shadow of the Intrauterine Device. J Ultrasound Med, 2006, 25: 613-616.

4. 甘晗靖, 林琪, 焦阳, 等. 三维声影成像与三维表面成像技术在宫内节育器诊断中的对比应用. 中国医药科学, 2012(2): 92-93.

5. 于晶, 张敏, 陈亚宾. 三维超声对特殊类型节育器异常的诊断研究. 中国医学影像技术, 2008, (24): 240-246.

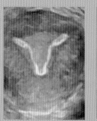
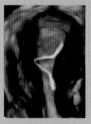
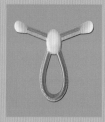

第八章

宫内节育器合并妊娠及其他疾患

一、宫内节育器合并妊娠

IUD 合并妊娠并不少见,并且患者常常自认为不能受孕而延误诊断。IUD 的避孕原理是在宫腔内的机械及(或)释放药物作用,改变子宫内的环境阻止影响受精卵的着床。如果因选环、放环不当或 IUD 的位置异常时无法发挥避孕作用时可造成带环妊娠。IUD 合并的妊娠可为宫外妊娠,也可为宫内妊娠。IUD 伴宫内妊娠时多是由于 IUD 的位置发生异常,如 IUD 的下移或脱落(图 8-1~ 图 8-4),而合并宫外妊娠时宫内节育器可以是正常的或异常的(图 8-5)。

二、宫内节育器合并其他疾患

1. 宫内节育器合并子宫肌瘤 没有造成宫腔形态改变的肌瘤患者可以考虑 IUD 放置。但是如果子宫肌瘤已经影响宫腔形态,或患者有经量增多表现的,应禁忌使用 IUD,因为肌瘤挤压宫腔会影响 IUD 的放置或引起 IUD 下移或移位(图 8-6),且肌瘤常引起经量增多,经期延长,严重者可致贫血,放置 IUD 后可使症状加重。

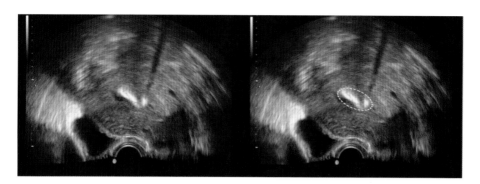

图 8-1A　子宫纵切面显示 IUD

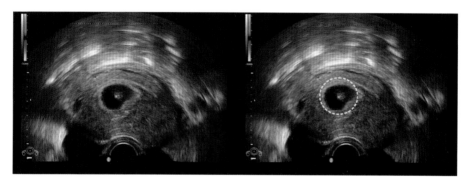

图 8-1B　子宫横切面发现同时伴有宫内早孕

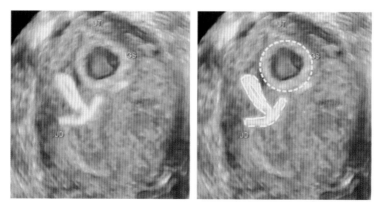

图 8-1C　三维成像显示 IUD 旋转下移并宫内妊娠

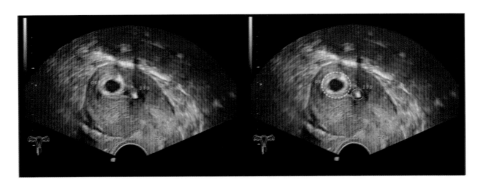

图 8-2A　纵切宫内同时可见 IUD 和孕囊回声

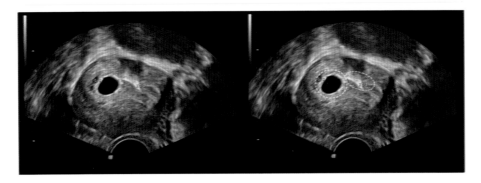

图 8-2B　横切宫内同时可见一孕囊和 IUD

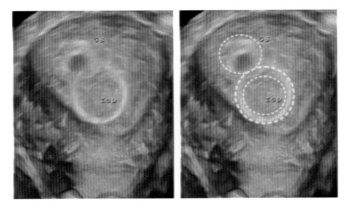

图 8-2C　宫内 IUD 下移并宫内早孕三维图

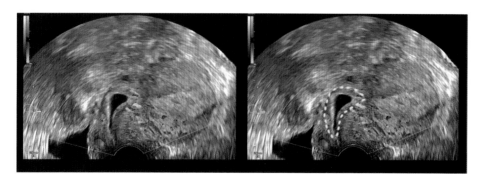

图 8-3A　宫颈妊娠二维图

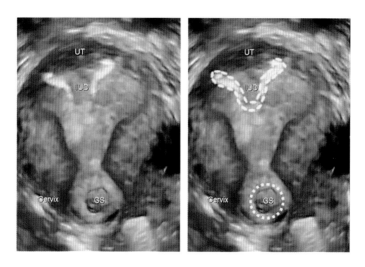

图 8-3B　三维成像显示宫内 IUD 位置稍偏移并宫颈妊娠

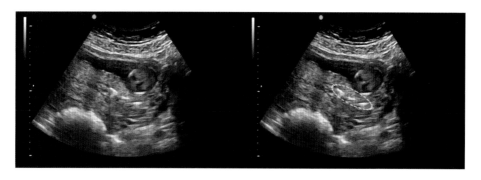

图 8-4　孕 12 周并宫腔下段可见 IUD

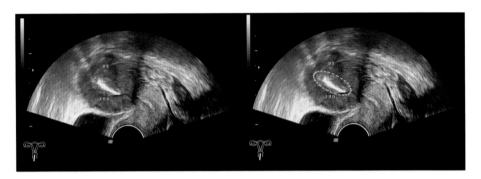

图 8-5A　宫内可见 IUD 位置正常

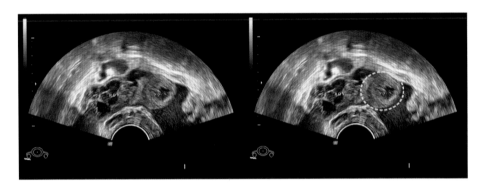

图 8-5B　右侧附件区宫外孕

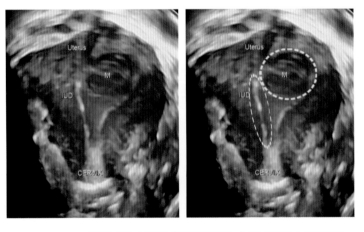

图 8-6A　三维超声显示子宫黏膜下肌瘤引起 IUD 稍下移

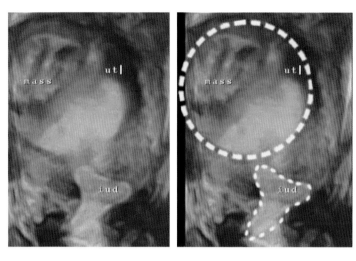

图 8-6B　三维超声显示子宫肌瘤挤压宫腔合并 IUD 的下移

2. 宫内节育器合并子宫腺肌症　近几年文献报道一种新型宫内避孕系统 - 曼月乐环在治疗子宫腺肌病中取得了一定的疗效。曼月乐环是一个含左炔诺孕酮的 T 形宫内节育器,宫腔放置后可缓解痛经,减少月经量。但是因曼月乐的环体外覆硅胶层而无法产生表面回波反射,其二维超声显像不理想,但是其后方却伴有明显声影,所以超声评价时可以应用三维声影成像显示其形态以及内部结构。曼月乐常伴有下移或旋转移位,而这些异常的二维超声检查很容易忽略(图 8-7A、B),在检查时要通过寻找其顶端处后方声影判断其位置是否下移,再通过三维声影成像判断是否旋转移位等(图 8-7C)。

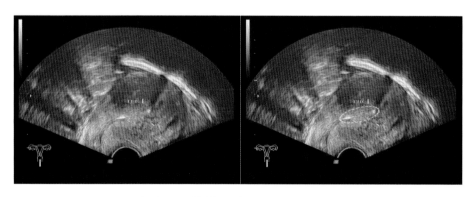

图 8-7A　子宫腺肌症并曼月乐,二维纵切面未发现位置异常

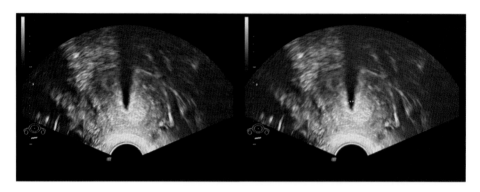

图 8-7B　曼月乐二维横切面未发现位置异常

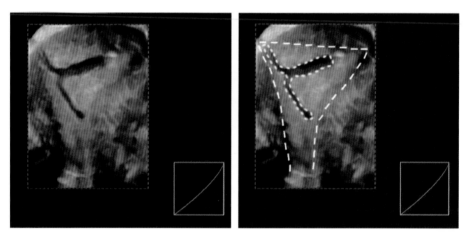

图 8-7C　曼月乐三维声影成像显示旋转移位

3. 宫内节育器合并内膜息肉　IUD 在子宫内长时间的放置会引发子宫内膜增生及内膜息肉(图 8-8A)。但宫腔内膜息肉会因 IUD 声影影响而漏诊。在超声检查时对宫内放置 IUD 的患者要通过操作手法避开声影遮挡全面观察宫腔情况尤其是经后出血患者,并通过彩色多普勒(图 8-8B)和三维成像(图 8-8C)辅助诊断。

4. 宫内节育器合并子宫畸形　一般认为,先天性子宫畸形是 IUD 的禁忌证。往往很多患者放环之前未行超声或其他检查不知道有子宫畸形(图 8-9),上环后常引起子宫穿孔、带环妊娠、环外游等并发症。疑有子宫畸形者,上环前应行子宫造影术。

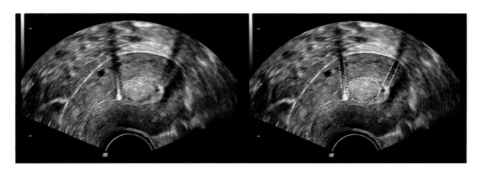

图 8-8A　纵切二维图像显示宫腔内节育器并内膜息肉

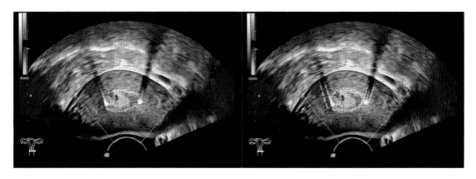

图 8-8B　横切彩色多普勒显示息肉内伴有血流信号

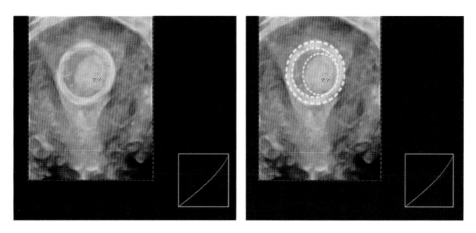

图 8-8C　三维成像显示宫内节育器并内膜息肉

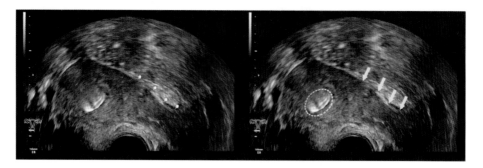

图 8-9A　单角子宫内可见 IUD,对侧为残角子宫

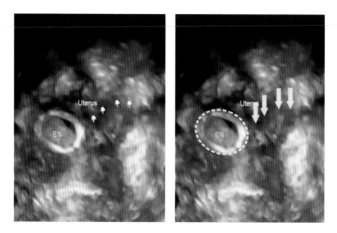

图 8-9B　单角子宫内 IUD 三维成像,对侧为残角子宫

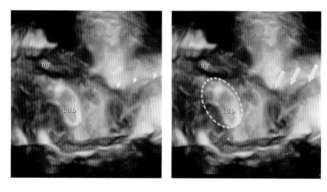

图 8-9C　单角子宫内 IUD 伴有下移,对侧为残角子宫

5. 宫内节育器合并宫腔粘连　宫腔粘连是常见的妇科疾病，宫腔镜术后放置 IUD 有利于预防术后宫腔再粘连。在进行超声评价时要仔细观察内膜厚度，是否厚薄不均以及是否存在局部的粘连（图 8-10）。

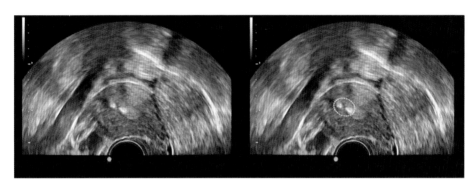

图 8-10A　类纵切宫内可见宫腔局部粘连并 IUD

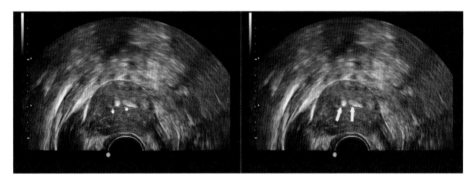

图 8-10B　横切宫内可见多处粘连并 IUD

6. 宫内多个节育器　多见于上次取环发生 IUD 的残留，再一次上环的患者（图 8-11）。

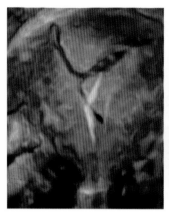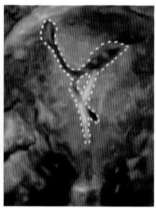

图 8-11 宫内可见一曼月乐和另一 IUD 残端

（张玉娟）

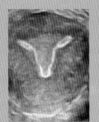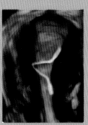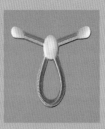

第九章

宫内节育器图谱

以下图谱资料（图 9-1~ 图 9-64）经授权摄于宫内节育器博物馆，涵盖了从第一代到第三代宫内节育器,涉及了国内外常见型号及部分少见型号,形象地展示了不同年代、不同时期的各种宫内节育器的形态特点,具有重要的医学参考价值。该博物馆由中国生殖健康产业协会主办、国家卫生健康委员会科研所及药具管理中心协办、烟台计生药械有限公司承办。

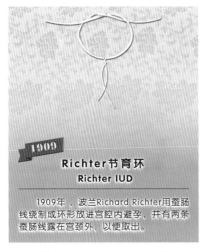

1909

Richter节育环
Richter IUD

1909年 , 波兰Richard Richter用蚕肠线绕制成环形放进宫腔内避孕, 并有两条蚕肠线露在宫颈外, 以便取出。

图 9-1　Richter 节育器

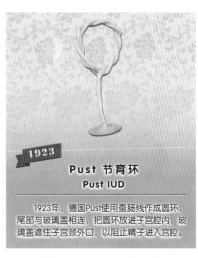

1923

Pust 节育环
Pust IUD

1923年、德国Pust使用蚕肠线作成圆环, 尾部与玻璃盖相连, 把圆环放进子宫腔内, 玻璃盖遮住子宫颈外口, 以阻止精子进入宫腔。

图 9-2　Pust 节育器

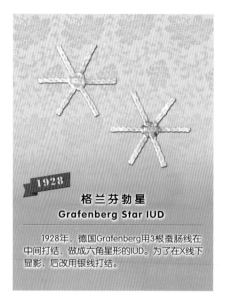

1928

格兰芬勃星
Grafenberg Star IUD

1928年，德国Grafenberg用3根蚕肠线在中间打结，做成六角星形的IUD。为了在X线下显影，后改用银线打结。

图 9-3 Grafenberg 星形节育器

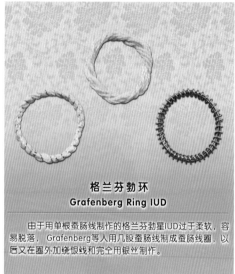

格兰芬勃环
Grafenberg Ring IUD

由于用单根蚕肠线制作的格兰芬勃星IUD过于柔软，容易脱落，Grafenberg等人用几股蚕肠线制成蚕肠线圈，以后又在圈外加绕银线和完全用银丝制作。

图 9-4 Grafenberg 环形节育器

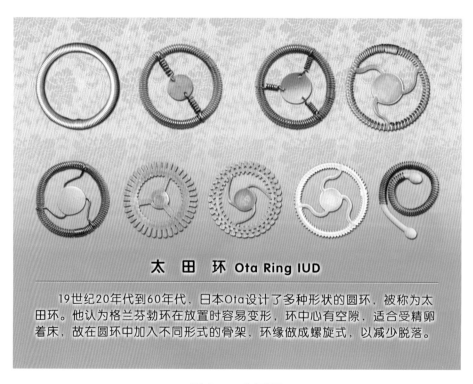

太 田 环 Ota Ring IUD

19世纪20年代到60年代，日本Ota设计了多种形状的圆环，被称为太田环。他认为格兰芬勃环在放置时容易变形，环中心有空隙，适合受精卵着床，故在圆环中加入不同形式的骨架，环缘做成螺旋式，以减少脱落。

图 9-5 太田环

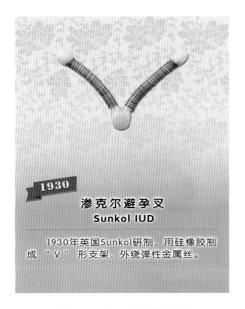

1930

渗克尔避孕叉
Sunkol IUD

1930年英国Sunkol研制，用硅橡胶制成"V"形支架，外绕弹性金属丝。

图 9-6　Sunkol 避孕叉

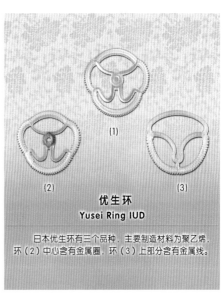

(1)

(2)　　(3)

优生环
Yusei Ring IUD

日本优生环有三个品种，主要制造材料为聚乙烯，环（2）中心含有金属圈，环（3）上部分含有金属线。

图 9-7　日本优生环

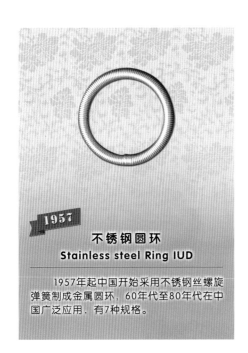

1957

不锈钢圆环
Stainless steel Ring IUD

1957年起中国开始采用不锈钢丝螺旋弹簧制成金属圆环，60年代至80年代在中国广泛应用，有7种规格。

图 9-8　不锈钢圆环

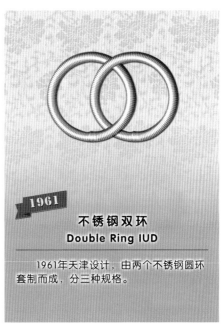

1961

不锈钢双环
Double Ring IUD

1961年天津设计，由两个不锈钢圆环套制而成，分三种规格。

图 9-9　不锈钢双环

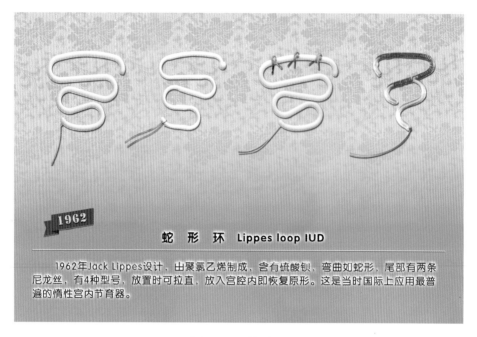

1962

蛇　形　环 Lippes loop IUD

　　1962年Jack Lippes设计，由聚氯乙烯制成，含有硫酸钡，弯曲如蛇形，尾部有两条尼龙丝，有4种型号，放置时可拉直，放入宫腔内即恢复原形。这是当时国际上应用最普遍的惰性宫内节育器。

图 9-10　蛇形环

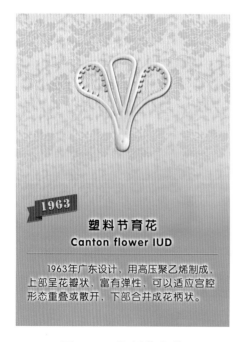

1963

塑料节育花
Canton flower IUD

　　1963年广东设计，用高压聚乙烯制成，上部呈花瓣状，富有弹性，可以适应宫腔形态重叠或散开，下部合并成花柄状。

图 9-11　塑料节育花

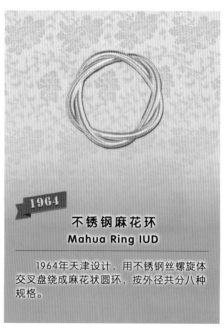

1964

不锈钢麻花环
Mahua Ring IUD

　　1964年天津设计，用不锈钢丝螺旋体交叉盘绕成麻花状圆环，按外径共分八种规格。

图 9-12　不锈钢麻花环

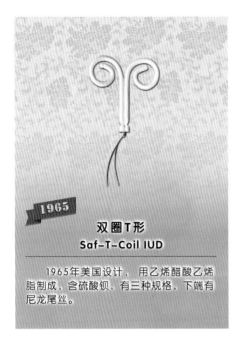

1965

双圈T形
Saf-T-Coil IUD

　　1965年美国设计，用乙烯醋酸乙烯脂制成，含硫酸钡，有三种规格，下端有尼龙尾丝。

图 9-13　双圈 T 形环

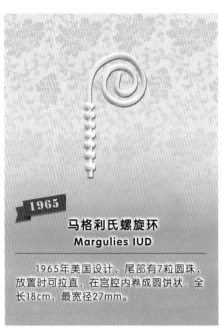

1965

马格利氏螺旋环
Margulies IUD

　　1965年美国设计，尾部有7粒圆珠，放置时可拉直，在宫腔内卷成圆饼状，全长18cm，最宽径27mm。

图 9-14　Margulies 螺旋环

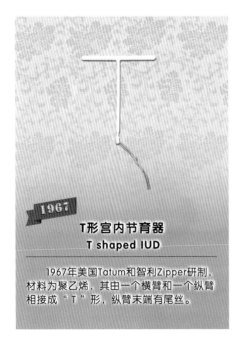

1967

T形宫内节育器
T shaped IUD

　　1967年美国Tatum和智利Zipper研制，材料为聚乙烯，其由一个横臂和一个纵臂相接成"T"形，纵臂末端有尾丝。

图 9-15　第一代 T 形宫内节育器

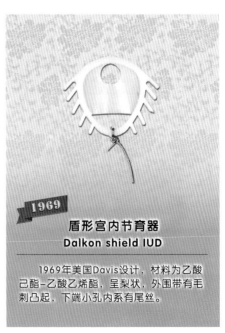

1969

盾形宫内节育器
Dalkon shield IUD

　　1969年美国Davis设计，材料为乙酸己酯-乙酸乙烯酯，呈梨状，外围带有毛刺凸起，下端小孔内系有尾丝。

图 9-16　盾形宫内节育器

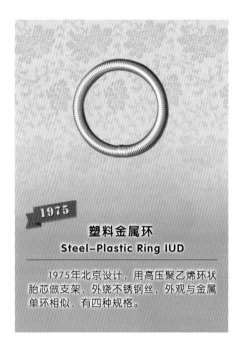

1975

塑料金属环
Steel-Plastic Ring IUD

1975年北京设计，用高压聚乙烯环状胎芯做支架，外绕不锈钢丝，外观与金属单环相似，有四种规格。

图 9-17　塑料金属环

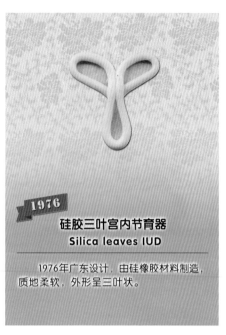

1976

硅胶三叶宫内节育器
Silica leaves IUD

1976年广东设计，由硅橡胶材料制造，质地柔软，外形呈三叶状。

图 9-18　硅胶三叶形宫内节育器

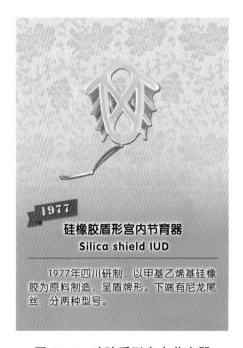

1977

硅橡胶盾形宫内节育器
Silica shield IUD

1977年四川研制，以甲基乙烯基硅橡胶为原料制造，呈盾牌形。下端有尼龙尾丝，分两种型号。

图 9-19　硅胶盾形宫内节育器

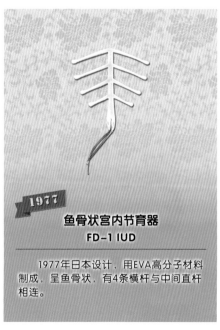

1977

鱼骨状宫内节育器
FD-1 IUD

1977年日本设计，用EVA高分子材料制成，呈鱼骨状，有4条横杆与中间直杆相连。

图 9-20　鱼骨形宫内节育器

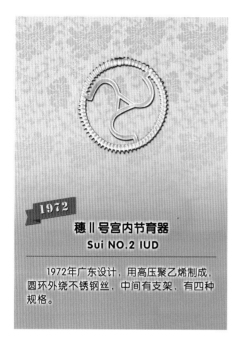

1972

穗Ⅱ号宫内节育器
Sui NO.2 IUD

　　1972年广东设计，用高压聚乙烯制成，圆环外绕不锈钢丝，中间有支架、有四种规格。

图 9-21　穗Ⅱ号宫内节育器

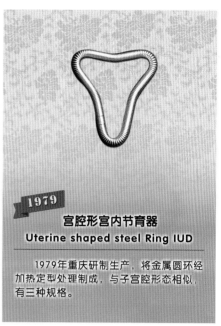

1979

宫腔形宫内节育器
Uterine shaped steel Ring IUD

　　1979年重庆研制生产，将金属圆环经加热定型处理制成，与子宫腔形态相似，有三种规格。

图 9-22　宫形宫内节育器

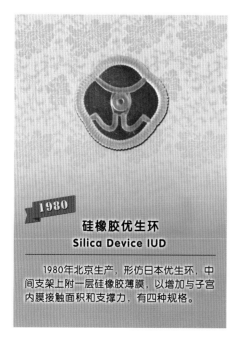

1980

硅橡胶优生环
Silica Device IUD

　　1980年北京生产，形仿日本优生环，中间支架上附一层硅橡胶薄膜，以增加与子宫内膜接触面积和支撑力，有四种规格。

图 9-23　硅胶优生环

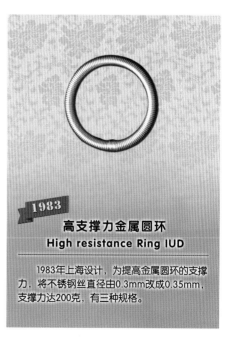

1983

高支撑力金属圆环
High resistance Ring IUD

　　1983年上海设计，为提高金属圆环的支撑力，将不锈钢丝直径由0.3mm改成0.35mm，支撑力达200克，有三种规格。

图 9-24　高支撑力金属圆环

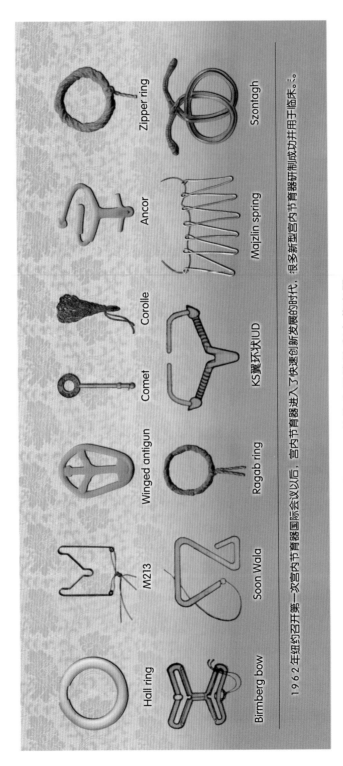

图 9-25 其他少见惰性宫内节育器

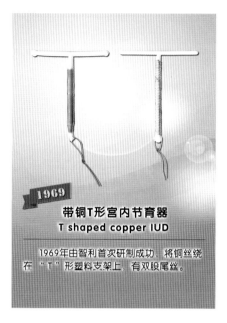

带铜T形宫内节育器
T shaped copper IUD

1969年由智利首次研制成功,将铜丝绕在"T"形塑料支架上,有双股尾丝。

图 9-26 带铜 T 形宫内节育器

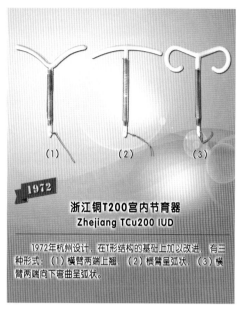

(1)　　　(2)　　　(3)

浙江铜T200宫内节育器
Zhejiang TCu200 IUD

1972年杭州设计,在T形结构的基础上加以改进,有三种形式:(1)横臂两端上翘,(2)横臂呈弧状,(3)横臂两端向下弯曲呈弧状。

图 9-27 浙江铜 T200 宫内节育器

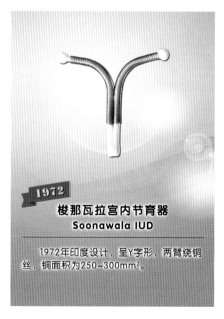

梭那瓦拉宫内节育器
Soonawala IUD

1972年印度设计,呈Y字形,两臂绕铜丝,铜面积为250~300mm²。

图 9-28 Soonawala 宫内节育器

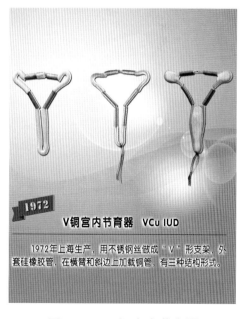

V铜宫内节育器　**VCu IUD**

1972年上海生产,用不锈钢丝做成"V"形支架,外套硅胶橡胶管,在横臂和斜边上加载铜管,有三种结构形式。

图 9-29 V 铜宫内节育器

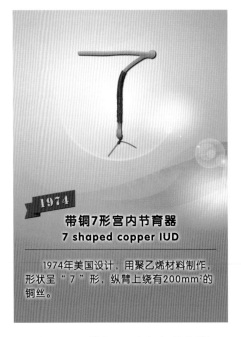

带铜7形宫内节育器
7 shaped copper IUD

1974年美国设计，用聚乙烯材料制作，形状呈"7"形，纵臂上绕有200mm²的铜丝。

图 9-30 带铜 7 形宫内节育器

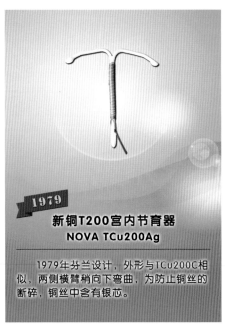

新铜T200宫内节育器
NOVA TCu200Ag

1979年芬兰设计，外形与TCu200C相似，两侧横臂稍向下弯曲，为防止铜丝的断碎，铜丝中含有银芯。

图 9-31 新型铜 T200 宫内节育器

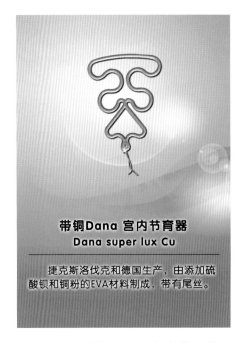

带铜Dana 宫内节育器
Dana super lux Cu

捷克斯洛伐克和德国生产，由添加硫酸钡和铜粉的EVA材料制成，带有尾丝。

图 9-32 带铜 Dana 宫内节育器

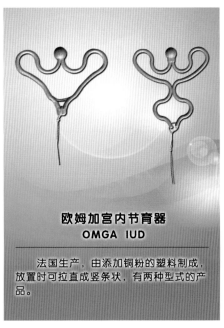

欧姆加宫内节育器
OMGA IUD

法国生产，由添加铜粉的塑料制成，放置时可拉直成竖条状，有两种型式的产品。

图 9-33 Omga 宫内节育器

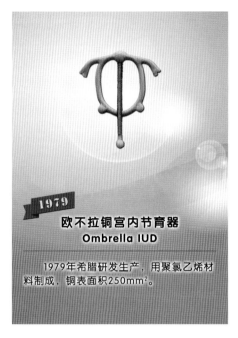

1979

欧不拉铜宫内节育器
Ombrella IUD

1979年希腊研发生产，用聚氯乙烯材料制成，铜表面积250mm²。

图 9-34　Ombrella 宫内节育器

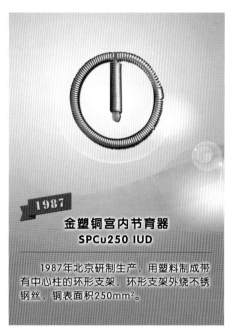

1987

金塑铜宫内节育器
SPCu250 IUD

1987年北京研制生产，用塑料制成带有中心柱的环形支架，环形支架外绕不锈钢丝，铜表面积250mm²。

图 9-35　金塑铜宫内节育器

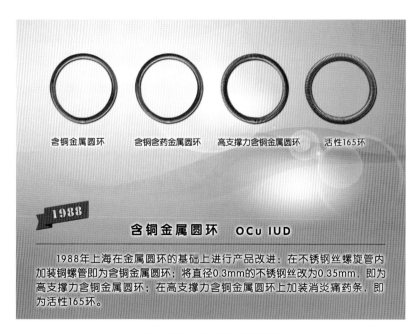

含铜金属圆环　　含铜含药金属圆环　　高支撑力含铜金属圆环　　活性165环

1988

含铜金属圆环　OCu IUD

1988年上海在金属圆环的基础上进行产品改进：在不锈钢丝螺旋管内加装铜螺管即为含铜金属圆环；将直径0.3mm的不锈钢丝改为0.35mm，即为高支撑力含铜金属圆环；在高支撑力含铜金属圆环上加装消炎痛药条，即为活性165环。

图 9-36　含铜金属圆环

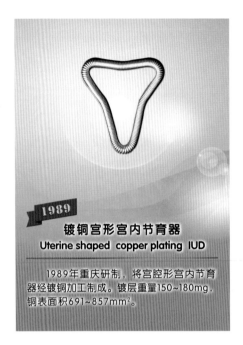

1989

镀铜宫形宫内节育器
Uterine shaped copper plating IUD

1989年重庆研制，将宫腔形宫内节育器经镀铜加工制成。镀层重量150~180mg，铜表面积691~857mm²。

图 9-37　镀铜宫形宫内节育器

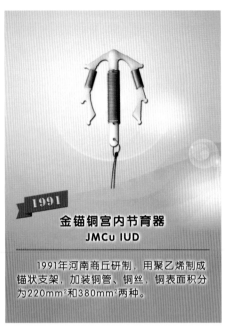

1991

金锚铜宫内节育器
JMCu IUD

1991年河南商丘研制，用聚乙烯制成锚状支架，加装铜管、铜丝，铜表面积分为220mm²和380mm²两种。

图 9-38　金锚铜宫内节育器

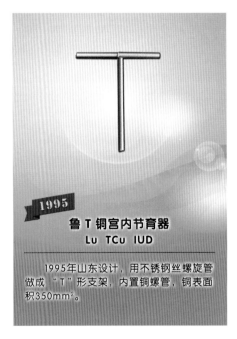

1995

鲁 T 铜宫内节育器
Lu TCu IUD

1995年山东设计，用不锈钢丝螺旋管做成"T"形支架，内置铜螺管，铜表面积350mm²。

图 9-39　鲁 T 铜宫内节育器

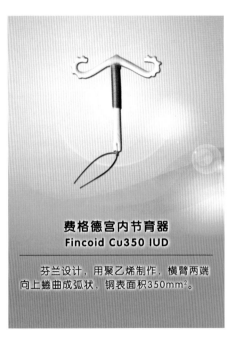

费格德宫内节育器
Fincoid Cu350 IUD

芬兰设计，用聚乙烯制作，横臂两端向上蟷曲成弧状，铜表面积350mm²。

图 9-40　Fincoid 宫内节育器

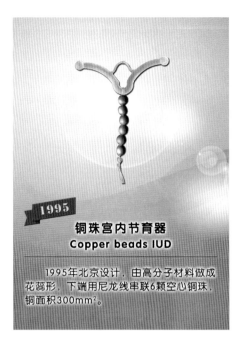

铜珠宫内节育器
Copper beads IUD

1995年北京设计，由高分子材料做成花蕊形，下端用尼龙线串联6颗空心铜珠，铜面积300mm²。

图 9-41 铜珠宫内节育器

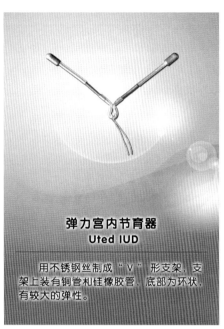

弹力宫内节育器
Uted IUD

用不锈钢丝制成"∨"形支架，支架上装有铜管和硅橡胶管，底部为环状，有较大的弹性。

图 9-42 弹力宫内节育器

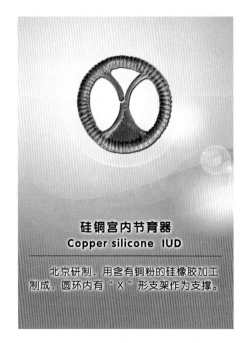

硅铜宫内节育器
Copper silicone IUD

北京研制，用含有铜粉的硅橡胶加工制成，圆环内有"X"形支架作为支撑。

图 9-43 硅铜宫内节育器

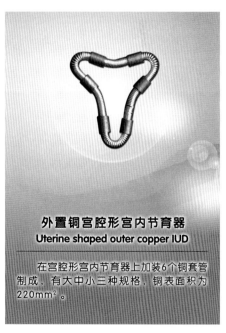

外置铜宫腔形宫内节育器
Uterine shaped outer copper IUD

在宫腔形宫内节育器上加装6个铜套管制成，有大中小三种规格，铜表面积为220mm²。

图 9-44 外置铜宫形宫内节育器

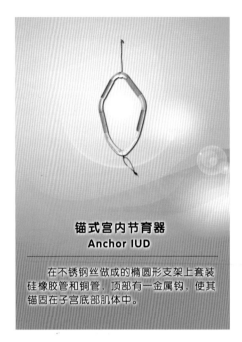

锚式宫内节育器
Anchor IUD

在不锈钢丝做成的椭圆形支架上套装硅橡胶管和铜管，顶部有一金属钩，使其锚固在子宫底部肌体中。

图 9-45　锚式宫内节育器

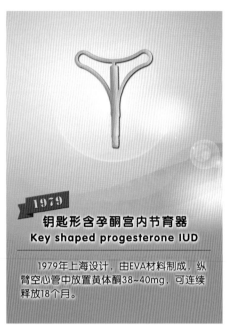

1979

钥匙形含孕酮宫内节育器
Key shaped progesterone IUD

1979年上海设计，由EVA材料制成，纵臂空心管中放置黄体酮38~40mg，可连续释放18个月。

图 9-46　钥匙形含孕酮宫内节育器

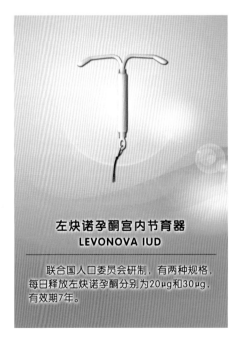

左炔诺孕酮宫内节育器
LEVONOVA IUD

联合国人口委员会研制，有两种规格，每日释放左炔诺孕酮分别为20μg和30μg，有效期7年。

图 9-47　Levonova 宫内节育器

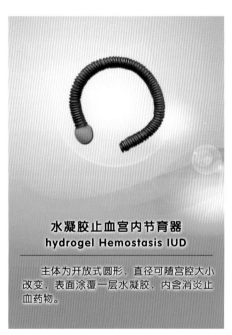

水凝胶止血宫内节育器
hydrogel Hemostasis IUD

主体为开放式圆形，直径可随宫腔大小改变，表面涂覆一层水凝胶，内含消炎止血药物。

图 9-48　水凝胶止血宫内节育器

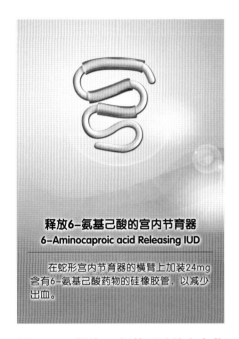

释放6-氨基己酸的宫内节育器
6-Aminocaproic acid Releasing IUD

在蛇形宫内节育器的横臂上加装24mg含有6-氨基己酸药物的硅橡胶管，以减少出血。

图 9-49　释放 6- 氨基己酸的宫内节育器

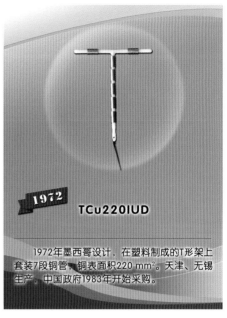

1972　TCu220IUD

1972年墨西哥设计，在塑料制成的T形架上套装7段铜管，铜表面积220 mm²。天津、无锡生产，中国政府1983年开始采购。

图 9-50　TCu220 宫内节育器

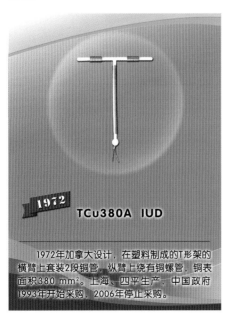

1972　TCu380A IUD

1972年加拿大设计，在塑料制成的T形架的横臂上套装2段铜管，纵臂上绕有铜螺管，铜表面积380 mm²。上海、四平生产，中国政府1993年开始采购，2006年停止采购。

图 9-51　TCu380A 宫内节育器

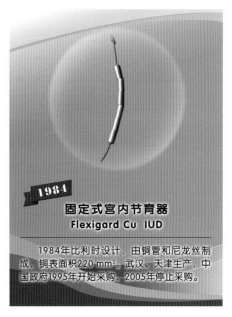

1984　固定式宫内节育器
Flexigard Cu IUD

1984年比利时设计，由铜管和尼龙丝制成，铜表面积220 mm²。武汉、天津生产，中国政府1995年开始采购，2005年停止采购。

图 9-52　固定式宫内节育器(吉妮环,GeneFiex,无支架式宫内节育器,Frameless IUD)

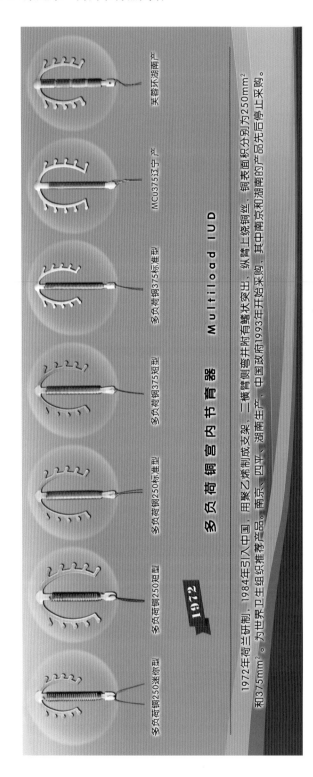

图 9-53　不同型号的多负荷铜宫内节育器 (荷兰环, 母体乐 Multiload/Mona Lisa)

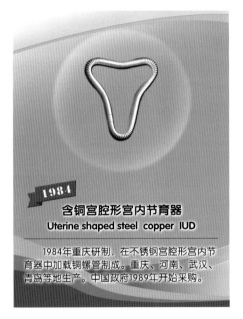

1984

含铜宫腔形宫内节育器
Uterine shaped steel copper IUD

　　1984年重庆研制。在不锈钢宫腔形宫内节育器中加载铜螺管制成。重庆、河南、武汉、青岛等地生产。中国政府1989年开始采购。

图 9-54　含铜宫形节育器

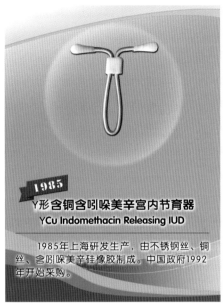

1985

Y形含铜含吲哚美辛宫内节育器
YCu Indomethacin Releasing IUD

　　1985年上海研发生产，由不锈钢丝、铜丝、含吲哚美辛硅橡胶制成。中国政府1992年开始采购。

图 9-55　Y形含铜含吲哚美辛宫内节育器（Y环）

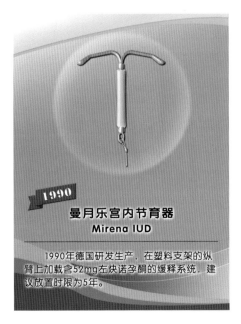

1990

曼月乐宫内节育器
Mirena IUD

　　1990年德国研发生产，在塑料支架的纵臂上加载含52mg左炔诺孕酮的缓释系统，建议放置时限为5年。

图 9-56　Mirena 宫内节育器（曼月乐）

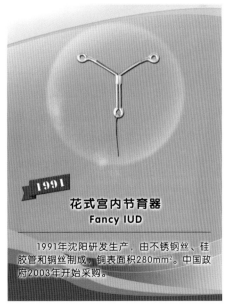

1991

花式宫内节育器
Fancy IUD

　　1991年沈阳研发生产，由不锈钢丝、硅胶管和铜丝制成，铜表面积280mm²。中国政府2003年开始采购。

图 9-57　花式宫内节育器

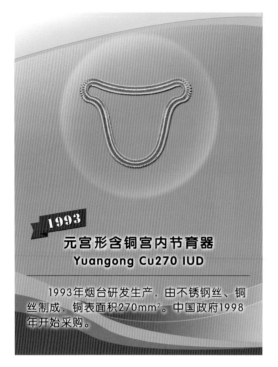

图 9-58　元宫形含铜宫内节育器

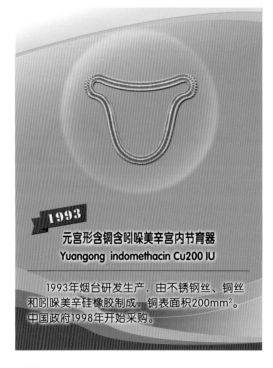

图 9-59　元宫形含铜含吲哚美
辛宫内节育器

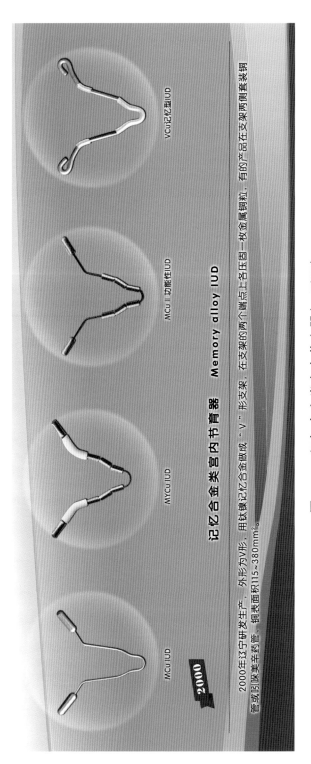

记忆合金类宫内节育器 Memory alloy IUD

MCu IUD

MYCu IUD

MCuⅡ功能性IUD

VCu记忆型IUD

2000年辽宁研发生产，外形为V形，用钛镍记忆合金做成"V"形支架，在支架的两个端点上各固一枚金属铜粒，有的产品在支架两侧套装铜管或胶膜美辛药管，铜表面积115~380mm²。

图 9-60 记忆合金类宫内节育器（V形环）

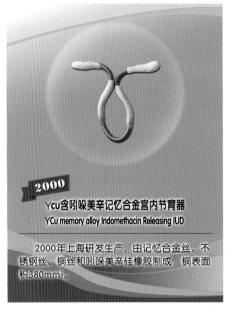

2000

YCu含吲哚美辛记忆合金宫内节育器
YCu memory alloy Indomethacin Releasing IUD

2000年上海研发生产，由记忆合金丝、不锈钢丝、铜丝和吲哚美辛硅橡胶制成，铜表面积380mm²。

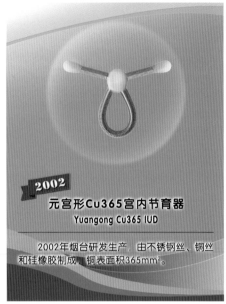

2002

元宫形Cu365宫内节育器
Yuangong Cu365 IUD

2002年烟台研发生产，由不锈钢丝、铜丝和硅橡胶制成，铜表面积365mm²。

图 9-61 γ 含铜含吲哚美辛记忆合金宫内节育器

图 9-62 元宫形 Cu365 宫内节育器

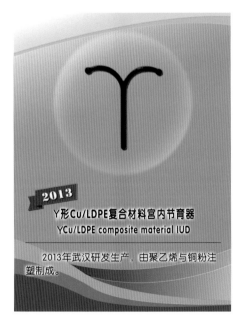

2013

Y形Cu/LDPE复合材料宫内节育器
YCu/LDPE composite material IUD

2013年武汉研发生产，由聚乙烯与铜粉注塑制成。

图 9-63 γ 形含铜复合材料宫内节育器

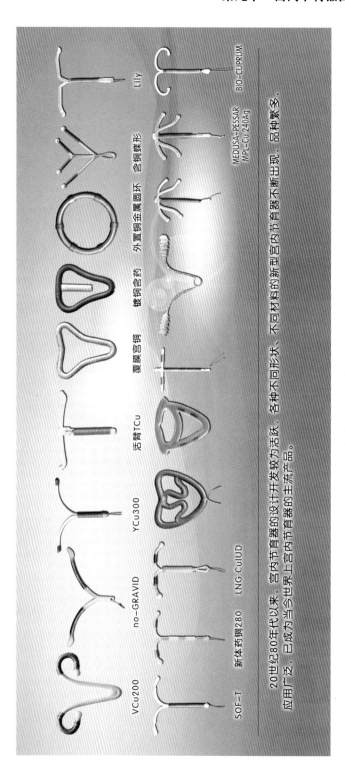

图 9-64　其他少见种类活性宫内节育器

20世纪80年代以来，宫内节育器的设计开发较为活跃，各种不同形状、不同材料的新型宫内节育器不断出现，品种繁多，应用广泛，已成为当今世界上宫内节育器的主流产品。

（李　伟　毓　星）

思考题及答案

第一章 子 宫 解 剖

1. 关于子宫大小的描述正确的是（　　　　）
   A. 成人的子宫重约 80g
   B. 子宫长约 7~8cm，宽 4~5cm，厚 2~3cm
   C. 宫腔的容积约 50ml
   D. 子宫长约 5~7cm，宽 3~5cm，厚 3~4cm

2. 下列关于子宫体与子宫颈比例的描述，正确的是（　　　　）
   A. 婴儿期为 1：2
   B. 成年妇女为 3：1
   C. 老年期为 1：2
   D. 绝经期为 2：1

3. 子宫峡部在非孕期长约 1cm，妊娠期子宫峡部逐渐伸展变长，妊娠末期可达多少厘米（　　　　）
   A. 3~4cm
   B. 5~6cm
   C. 6~8cm
   D. 7~10cm

4. 子宫是活动度较大的器官，借助哪 4 对韧带以及骨盆底肌肉和筋膜的支托作用，来维持正常的位置（　　　　）
   A. 圆韧带、阔韧带、固有韧带、宫骶韧带
   B. 宫骶韧带、阔韧带、主韧带、旁韧带
   C. 圆韧带、阔韧带、主韧带、宫骶韧带
   D. 圆韧带、阔韧带、主韧带、固有韧带

5. 下列关于子宫的血供正常的是( )

　　A. 子宫的血供全部来源于子宫动脉

　　B. 子宫动脉为髂总动脉前干分支

　　C. 子宫动脉于宫颈内口水平外侧 1cm 处，横跨输尿管至子宫侧
　　　　缘分为上下两支

　　D. 子宫动脉于宫颈内口水平外侧 2cm 处，横跨输尿管至子宫侧
　　　　缘分为上下两支

6. 子宫内膜功能层受雌、孕激素影响产生周期性变化，分为哪 3 期
　　( )

　　A. 月经期、黄体期、分泌期

　　B. 月经期、增生期、分泌期

　　C. 增生期、黄体期、分泌期

　　D. 月经期、增生期、黄体期

7. 下列关于子宫肌层的说法错误的是( )

　　A. 子宫体壁由外向内分为浆膜层、肌层和内膜层

　　B. 外层浆膜层最薄，覆盖在子宫底及子宫前后面的脏腹膜

　　C. 中层为子宫肌层，是子宫壁最厚的一层，非孕时厚约 1.0cm

　　D. 子宫内层为子宫内膜，即黏膜层

8. 下列关于子宫解剖的说法，正确的是( )

　　A. 子宫上部较宽，称子宫体；下部较窄呈圆柱状，称子宫颈

　　B. 子宫体与阴道之间最狭窄的部分称子宫峡部

　　C. 子宫峡部的上端因解剖上较狭窄，称为组织学内口

　　D. 子宫峡部下端因黏膜组织在此处由宫腔内膜转变为宫颈黏膜
　　　　称为解剖学内口

9. 阴道上端环绕子宫颈周围的圆周状隐窝称阴道穹窿，分为哪几个
　　部分( )

　　A. 前、后、左、右 4 个部分

　　B. 上、下、前、后 4 个部分

　　C. 上、下、左、右 4 个部分

　　D. 上、中、下 3 个部分

10. 下列关于子宫动脉的说法错误的是( )

　　A. 子宫动脉上支沿路发出弓形动脉，围绕子宫两侧并向内延伸

B. 子宫动脉上支的分支进入子宫肌层纤维内,为螺旋动脉

C. 子宫动脉上支最后发出分支垂直进入子宫内膜,为螺旋动脉

D. 子宫动脉下支较细,分布于宫颈及阴道上段

答案:1. B;2. A;3. D;4. C;5. D;6. B;7. C;8. A;9. A;10. B

第二章　宫内节育器的发展史及分类

1. 节育器分几代(　　　)

A. 一代

B. 二代

C. 三代

D. 四代

2. 常用的 IUD 惰性材料有哪些(　　　)

A. 塑料

B. 铜

C. 不锈钢

D. 银

3. 常用的 IUD 活性材料有哪些(　　　)

A. 铜

B. 消炎痛

C. 孕酮

D. 不锈钢

4. IUD 的形状设计原理是什么(　　　)

A. 贴合宫腔的形态

B. 顺应子宫的动力学

C. 减小对子宫壁的压迫

D. 较小对子宫内膜的损伤

5. 最不容易滑脱的 IUD 是哪种(　　　)

A. 宫形环

B. 吉妮环

C. 曼月乐

D. 爱母环

6. 铜套、铜丝哪种 IUD 寿命更长（　　　）

   A. 铜套型

   B. 铜丝型

7. 使用寿命最长的是哪种 IUD（　　　）

   A. 圆形环

   B. 吉妮环

   C. 曼月乐

   D. 爱母环

8. 现在临床应用于子宫内膜异位症治疗的是哪种 IUD（　　　）

   A. 宫形环

   B. 吉妮环

   C. 曼月乐

   D. 爱母环

答案：1. C；2. AC；3. ABC；4. ABCD；5. B；6. A；7. A；8. C

第三章　仪器的调节和操作规范

1. 图像太亮怎么办（　　　）

   A. 降低增益（总增益）

   B. 降低深度补偿增益

   C. 减低显示器明亮度

   D. 开灯

2. 图像太暗怎么办（　　　）

   A. 增加增益（总增益）

   B. 增加深度补偿增益

   C. 增加显示器敏感度调节

   D. 充分加涂耦合剂

3. 图像不够细腻怎么办（　　　）

   A. 增加探头频率

   B. 聚焦

C. 减低动态范围

D. 增加线密度

4. 图像延迟(帧频不够)怎么办(　　　)

A. 降低帧频

B. 减少线密度

C. 减少深度

D. 减小取样框大小

5. 图像穿透不够怎么办(　　　)

A. 降低探头频率

B. 改用低频探头

C. 减少动态范围

D. 减少深度

6. 伪像能完全消除吗(　　　)

A. 能

B. 不能

7. IUD 常见的伪像有哪些(　　　)

A. 声影

B. 振铃伪像

C. 多次反射

D. 旁瓣效应

8. 三维扫查 IUD 常用的初始切面有哪些(　　　)

A. 子宫宫腔纵切面

B. 子宫宫底横切面

C. 宫颈横切面

D. 子宫冠状切面

答案:1. ABC;2. ABCD;3. ABCD;4. ABCD;5. ABCD;6. B;7. ABC;
8. AB

第四章　宫内节育器放置的适应证和禁忌证

1. 下面哪一个不是放置宫内节育器的禁忌证(　　　)

    A. 生殖器官炎症

    B. 子宫颈内口过松

    C. 双角子宫

    D. 人流后

2. 下面什么情况下不能放置宫内节育器（　　　）

    A. 宫腔粘连

    B. 子宫后倾

    C. 子宫肌瘤并经量较多

    D. 子宫腺肌症

3. 下列哪种情况是放置宫内节育器的适应证（　　　）

    A. 子宫重度脱垂

    B. 盆腔急性炎症

    C. 子宫畸形

    D. 已婚要求避孕者

4. 下面哪一项是放置 IUD 的适应证（　　　）

    A. 妊娠或可疑妊娠者

    B. 人流后自愿要求上环避孕者

    C. 月经过多者

    D. 即将绝经者

5. 以下哪种情况可以考虑上环（　　　）

    A. 子宫巨大黏膜下肌瘤

    B. 子宫脱垂

    C. 子宫腺肌症

    D. 盆腔急性炎症

答案：1. D；2. C；3. D；4. B；5. C

第五章　宫内节育器的超声评价

1. 评价宫内节育器的最好检查方法（　　　）

    A. CT

    B. MRI

C. 二维联合三维超声

D. 宫腔镜

2. 关于超声评价宫内节育器,以下说法错误的是(　　　)

　　A. 超声检查无安全无辐射

　　B. 二维超声对宫内节育器异常情况诊断可达到 100%,无需三维超声补充

　　C. 三维超声能全面观察节育器与宫腔情况

　　D. 二维联合三维超声能提高对节育器异常情况诊断率

3. 关于 IUD 的三维成像,以下说法错误的是(　　　)

　　A. 不如二维超声成像好

　　B. 可以应用三维表面成像

　　C. 可以应用三维声影成像

　　D. 三维超声可以更好的显示 IUD 在宫腔的情况

4. 关于曼月乐超声成像以下说法正确的是(　　　)

　　A. 二维成像最清楚

　　B. 三维表面成像好

　　C. 对 IUD 的内部结构显示方面,三维声影成像不如表面成像清晰

　　D. 曼月乐二维超声显像不理想,但是其后方却伴有明显声影,所以超声评价时可以应用三维声影成像显示其形态以及内部结构

5. 关于超声成像对 IUD 的评价以下说法正确的是(　　　)

　　A. 二维超声成像可以对 IUD 异常达到 100%

　　B. 二维成像可以立体显示 IUD 在宫腔内的情况

　　C. 二维联合三维超声成像才能发挥最好的诊断价值

　　D. 三维声影成像优于三维表面成像

答案 1. C;2. B;3. A;4. D;5. C

第六章　正常节育器的二维、三维超声表现

1. 三维超声在节育器显像中的作用主要在于(　　　)

A. 显示矢状面的三维图像

B. 显示斜切面的三维图像

C. 显示横切面的三维图像

D. 显示冠状面的三维图像

2. 节育器三维成像的最佳时期（　　　）

    A. 月经期

    B. 月经前期

    C. 月经后期

    D. 排卵期

3. 下列哪类节育器三维超声成像呈 V 形（　　　）

    A. 宫形环

    B. 吉妮环

    C. 曼月乐

    D. 爱母环

4. 二维超声横切及纵切表现与圆环相类似的是（　　　）

    A. 母体乐

    B. 宫形环

    C. 爱母环

    D. 吉妮环

5. 第二代节育器的质地（　　　）

    A. 塑料质地

    B. 带铜的节育器

    C. 释放孕激素

    D. 蚕肠丝

6. 第三代节育器的质地（　　　）

    A. 塑料质地

    B. 带铜的节育器

    C. 释放孕激素

    D. 蚕肠丝

答案：1. D；2. B；3. C；4. B；5 B；6. C

第七章　异常节育器的二维、三维超声表现

1. 节育器异常最常见的是（　　　）

　　A. 节育器嵌顿

　　B. 节育器下移

　　C. 节育器倒置

　　D. 节育器外游

2. 目前超声诊断节育器下移的常用标准是（　　　）

　　A. 节育器上缘与宫底浆膜层之间的距离 >10mm

　　B. 节育器上缘与宫底浆膜层之间的距离 >15mm

　　C. 节育器上缘与宫底浆膜层之间的距离 >20mm

　　D. 节育器上缘与宫底浆膜层之间的距离 >30mm

3. 节育器异位嵌顿常见的原因不正确的是（　　　）

　　A. 安置术时选择的节育器形态大小与宫腔不相匹配

　　B. 有人流史或宫腔操作史,子宫内膜受到不同程度的损伤

　　C. 某些类型节育器具有尖端部分,放置后损伤子宫壁以致造成嵌入

　　D. 带器时间短,子宫肌组织的顺应性变化越大致部分节育器嵌入子宫壁

4. 节育器下移原因跟以下因素相关,正确的是（　　　）

　　A. 初次放置,节育器作为一种异物置入子宫后,子宫对节育器敏感而发生异常收缩,造成宫腔内压力明显增大

　　B. 有宫颈内口过松、宫颈糜烂、子宫肌瘤、子宫腺肌症等发生下移的几率较正常人群低

　　C. 节育器放置达宫底部

　　D. 月经量过多, 经期干重活等不会导致节育器下移

5. 节育器下移的临床诊断正确的是（　　　）

　　A. 妇科窥阴器检查发现节育器尾丝缩短

　　B. 妇科窥阴器检查发现节育器尾丝延长

　　C. 宫颈内口见到节育器下缘

D. 探针在宫颈内口处探到节育器

6. 超声对于节育器嵌顿或穿孔的描述错误的是（　　　）

    A. 子宫纵切面节育器未全部在宫腔内膜

    B. 节育器长臂与子宫内膜线不平行

    C. 横切面节育器在宫腔内左右臂对称

    D. 节育器部分或全部位于子宫肌壁

7. 宫内节育器变形、断裂的原因错误的是（　　　）

    A. 多由于节育器与宫腔大小不匹配

    B. 节育器与宫腔粘连导致取环失败

    C. 外力牵拉致节育器变形断裂

    D. 多由于节育器放置时间过长

8. 关于节育器脱落下列说法错误的是（　　　）

    A. 超声检查在宫腔内未探及节育器

    B. 超声检查在宫旁未探及节育器

    C. X线透视盆腔内未见异位节育器

    D. X线透视盆腔内见异位节育器

9. 在节育器发生的并发症中,节育器异位是较为严重的并发症,根据异位程度可分为4类,下列说法正确的是（　　　）

    A. 部分节育器包埋于子宫内膜,节育器与内膜粘连

    B. 部分或全部节育器被包埋于子宫肌壁内称为穿孔

    C. 节育器的部分穿透子宫壁或子宫颈管壁称部分嵌顿

    D. 节育器完全穿透子宫壁而进入腹腔形成完全嵌顿

10. 节育器下移会引起下列临床症状,不正确的是（　　　）

    A. 腹部下坠、腰骶部坠痛

    B. 不规则阴道流血

    C. 白带增多或血性白带

    D. 不会增加感染机会

答案:1. B;2. C;3. D;4. A;5. B;6. C;7. A;8. D;9. A;10. D

第八章　宫内节育器合并妊娠及其他疾患

1. 子宫腺肌症患者适合放置如下那种节育器（　　　）

    A. 曼月乐

    B. 母体乐

    C. 圆环

    D. 宫形环

2. 下列哪个不是宫内节育器达到避孕作用的原理（　　　）

    A. 子宫内膜长期受异物刺激引起无菌炎症

    B. 刺激内膜产生前列腺素

    C. 机械作用阻止孕卵着床

    D. 抑制下丘脑 - 垂体 - 卵巢轴

3. 关于宫内节育器合并异位妊娠以下说法错误的是（　　　）

    A. 宫内节育器位置正常不可能合并异位妊娠

    B. 宫内节育器位置正常时可以合并宫外孕

    C. 宫内节育器位置下移后可合并宫内妊娠

    D. 宫内节育器位置正常可合并宫颈妊娠

4. 关于宫内节育器合并内膜息肉以下说法错误的是（　　　）

    A. 宫内节育器在宫内长时间的放置会引发内膜息肉

    B. 宫内节育器合并内膜息肉时无法诊断

    C. 宫内节育器合并息肉在超声检查时要通过操作手法避开声影遮挡全面观察宫腔情况尤其是经后出血患者

    D. 可以应用彩色多普勒和三维成像辅助诊断

5. 关于宫内节育器合并宫腔粘连以下说法错误的是（　　　）

    A. 宫腔镜术后放置节育器有利于预防术后宫腔再粘连

    B. 超声检查要仔细观察内膜厚度，是否厚薄不均以及是否存在局部的粘连

    C. 宫腔镜术后不能放置节育器

    D. 可以应用超声评价宫腔粘连患者宫腔节育器情况

6. 患有子宫肌瘤的患者在以下什么情况可以上环（　　　）

A. 宫腔内较大的黏膜下肌瘤

B. 伴有月经过多

C. 未引起宫腔形态改变,月经量不多

D. 肌瘤宫腔形态改变

7. 关于子宫畸形的妇女放置 IUD 说法错误的是（　　　）

    A. 子宫畸形不能放置 IUD

    B. 先天性子宫畸形都可以放置 IUD

    C. 子宫畸形放置 IUD 后容易导致穿孔

    D. 疑有子宫畸形者,上环前应行子宫造影术

8. 关于子宫腺肌症患者放置 IUD 以下说法正确的是（　　　）

    A. 子宫腺肌症患者不能放置 IUD

    B. 子宫腺肌症患者经量多所以绝对不能放置 IUD

    C. 子宫腺肌症患者可以放置曼月乐

    D. 对曼月乐成像最好的方法是二维超声

9. 下列哪种宫腔病变可以放置 IUD（　　　）

    A. 黏膜下肌瘤

    B. 宫腔粘连

    C. 宫腔形态异常

    D. 宫腔内膜息肉伴经量增多

10. 以下哪种子宫肌层病变可以放置 IUD（　　　）

    A. 子宫黏膜下肌瘤

    B. 子宫肌壁间肌瘤引起宫腔形态改变

    C. 子宫巨大浆膜下肌瘤经量明显增多

    D. 子宫腺肌症经量正常

答案:1. A;2. D;3. A;4. B;5. C;6. C;7. B;8. C;9. B;10. D